Rigoberto Antonio Cisneros García

Calidad y Seguridad en los Servicios de Salud

Rigoberto Antonio Cisneros García

Calidad y Seguridad en los Servicios de Salud

Evaluación de funciones de Calidad y Seguridad en el Usuario por estudiantes de medicina de los Hospitales Civiles

Editorial Académica Española

Imprint

Any brand names and product names mentioned in this book are subject to trademark, brand or patent protection and are trademarks or registered trademarks of their respective holders. The use of brand names, product names, common names, trade names, product descriptions etc. even without a particular marking in this work is in no way to be construed to mean that such names may be regarded as unrestricted in respect of trademark and brand protection legislation and could thus be used by anyone.

Cover image: www.ingimage.com

Publisher:
Editorial Académica Española
is a trademark of
International Book Market Service Ltd., member of OmniScriptum Publishing Group
17 Meldrum Street, Beau Bassin 71504, Mauritius

Printed at: see last page
ISBN: 978-620-0-37523-0

Tabla de contenido

Introducción

Desde la perspectiva de calidad y seguridad en los servicios de salud, el desarrollo en la educación médica del siglo XXI es imprescindible aludir a las competencias profesionales integradas que debe tener cualquier profesional que desee formar parte del sistema de salud durante su formación académica y como los profesionales desarrollarán habilidades teóricas, practicas y formativas que los integre a la sociedad como prestadores de la salud en una visión futura. Por ello, la relación que existe durante la adquisición de las competencias y como estas se desempeñan durante la práctica en la atención a los usuarios tiene un factor primordial durante toda la vida profesional.

Esto conlleva llevar a cabo los procesos de calidad educativa y como se desempeñan en materia de la calidad y seguridad del usuario durante su práctica y de forma permanente al egresar, los cuales tienen como resultado la disminución del índice de mortalidad, diferimiento quirúrgico, entre otros, el desarrollo académico y experiencia adquirida, la cual provee de mejoras al servicio de salud y por lo tanto la percepción del usuario, como eje primordial de la atención de salud.

A través de la relación que existe entre la enseñanza y la práctica se ha demostrado que actualmente existe una brecha educativa que impacta a los *estudiantes de pregrado de medicina* (EPM), los cuales, no cumplen con las competencias específicas. Para sobrellevar su práctica médica en las competencias de egreso del plan de estudios educativo ya que estos aspiran a obtener el mayor resultado beneficioso al usuario. Puesto que desempeñarse profesionalmente requiere de una exigencia constante en educación para así lograr desarrollar las competencias profesionales y específicas a nivel nacional en primera instancia e internacional debido a la exigencia que representa estudiar medicina.

Definición del problema de investigación

En la publicación establecida en el año 2011, la Organización Mundial de la Salud (OMS), difundió una serie de recomendaciones para ser aplicadas en los planes de estudio de las disciplinas de la salud, esto con el objetivo de facilitar las competencias en materia de seguridad del paciente como resultado a los indicadores que establecen las Metas Internacionales para la Seguridad del Paciente (MISP) (OMS, 2019). En los países como Reino Unido y EE. UU (Patey, y otros, 2019). han desarrollado iniciativas para vincular la formación universitaria enfocada en las funciones de calidad y seguridad del paciente y cómo especificar su evaluación. En países como Australia, Canadá, Corea, Nigeria y Sudáfrica (Liao, y otros, 2019). Se llevó a cabo también investigación en la formación que mayoritariamente los casos se han reforzado en políticas nacionales e internacionales y el desarrollo en los profesionales de la salud como eje fundamental.

En la búsqueda realizada hasta ahora en México no se han encontrado registro formalizados de estudios cuyo objetivo sea evaluar las competencias de los estudiantes de medicina sobre calidad y seguridad de sus pacientes o usuarios y como determinar el tipo de formación académica que reciben a través de la formación académica que han recibido a través de las universidades públicas y privadas y como estos impactan durante su práctica.

A través del acelerado desarrollo de la información, los avances en materia de salud y tecnología han impactado tanto en la transición demográfica y epidemiológica que ha desarrolla en los sistemas de salud una imprescindible necesidad de centrar la atención en el paciente y su familia. Por ello la Asociación Mexicana de Facultades y Escuelas de Medicina, A.C. (AMFEM) menciona lo siguiente:

"Concordante con la evolución del conocimiento y las necesidades sociales en salud; lo cual demanda una formación médica integral (científica, humanista y técnica) en donde el desarrollo de las competencias profesionales integradas sea el centro del modelo" (AMFEM, 2019)

Lo anterior, fundamentando en Mayer menciona lo siguiente, "la educación es un intento por crear ambientes que promuevan cambios en lo que la gente hace, sabe y siente, con la meta de impulsar el crecimiento laboral, social e intelectual". Dicho esto, la premisa en que la educación universitaria de los estudiantes de medicina es un proceso esencialmente dinámico y esta estrechamente relacionado para proveer de herramientas necesarias para desarrollar las competencias profesionales integradas que establecen los modelos educativos en la licenciatura *profesional* de medicina. Las cuales responden a las necesidades internacionales establecidas por la Organización Mundial de la Salud a través de los Objetivos de Desarrollo Sostenible (ODS), la normatividad mexicana y necesidad especifica establecida por la Secretaria de Salud.

Esto manifiesta la necesidad de la sociedad en la mejora de los servicios de salud desde el modelo educativo de la Universidad de Guadalajara y con las cuales se busca alcanzar las metas establecidas por el estudiante de medicina. Por lo que se considera al sujeto como eje fundamental y el cual pretenderá perfeccionarlas buscando así una inserción activa en la sociedad, obteniendo de esta manera un ciclo permanente de educación continua en calidad y seguridad.

En lo anterior, el Centro Universitario de Ciencias de la Salud establece en el desempeño curricular por competencias profesionales integrales al resultado del enfoque educativo, en el que los estudiantes en ciencias de la salud tengan una educación que sea significativa, "en la que, según recomendaciones de la UNESCO, dicha formación sea sustancial de la educación superior y este orientada al aprendizaje a lo largo de la vida, con base en cuatro pilares: aprender a conocer, aprender a hacer, aprender a vivir juntos y aprender a ser" (Crocker, y otros, 2019a)

Por lo que el concepto de las funciones de calidad y seguridad se basa en la capacidad teórica: aprender a conocer, práctica: aprender a hacer y formativos: aprender a vivir juntos y aprender a ser para desempeñar las competencias de egreso asociada a las carreras de médico cirujano y partero

Justificación

Esta investigación y con base en la literatura de enseñanza médica vigente, la cual actúa como eje prioritario en la salud, la educación en salud tiene una relevancia prioritaria en los sistemas de salud, desde la educación universitaria y esta como influye en la práctica médica durante la formación de estudiantes de pregrado en medicina. No abordar este aspecto basado en las competencias puede provocar un déficit en la seguridad del usuario incluso afectar la trascendencia de la calidad medica al no existir aspectos que evalúen que sea replicado como buena práctica en funciones de calidad y seguridad. Los afectados por un deficiente desarrollo de competencias profesionales integradas son directamente los usuarios, obteniendo como consecuencia un alza en las muertes prevenibles por la atención médica, obteniendo menos gastos por mortalidad desde cada nivel de atención. Si bien la historia de la calidad antecede de manera intrínseca su aplicación, se demostrará que a partir de los postulados nacionales e internacionales se considera extrínseca y por ello es un problema grave de la atención sanitaria.

Desde esta perspectiva afecta a toda la población y por ello demuestra una necesidad inherente a la atención a la educación medica durante su formación y desarrollo de práctica profesional. Esta investigación aborda oportunidades no investigadas con anterioridad y por ello evita la duplicidad al no encontrar durante el análisis del problema investigaciones publicadas con anterioridad especificas ante la calidad y seguridad del usuario.

En esto y lo anterior postulado, la factibilidad, de esta investigación cuenta con el apoyo administrativo, operativo, material, económico y tecnológico necesarios para su implementación y desarrollo. Esta investigación tiene viabilidad política ya que es de interés de la academia de administración de la calidad de los servicios de salud adscrita al departamento de salud pública para la evaluación de la unidad de aprendizaje en administración de la calidad en los servicios de salud con lo que esto asegura la decisión y voluntad académica y política para ser desarrollada. Con ello aumenta la probabilidad de que los resultados obtenidos sean aplicables ya que se responderá a las expectativas de la visión académica y social.

Esta investigación tiene un carácter fundamental para la toma de decisiones en materia de educación en estudiantes de medicina, si bien es enfocada a una disciplina, la injerencia que tendrá en el marco normativo internacional, nacional y estatal actuará como eje prioritario en la toma de decisiones para los futuros cambios educativos en materia de salud. La aceptabilidad ética de este estudio la defino como aceptable ya que cumple con las necesidades establecida por la Norma Oficial Mexicana 012-SSA3-2012 en materia de investigación al no ser invasiva ni experimental y para la cual se tomará el consentimiento informado de los estudiantes de medicina encuestados.

Esta investigación representa una magnitud trascendente para los sistemas de salud en México y en especifico para la ciudad de Guadalajara al ser una de las ciudades con más facultades (escuelas) públicas y privadas que generan capital medico por la cantidad de habitantes dentro del estado y en las zonas conurbadas de la zona metropolitana de Guadalajara (INEGI, 2018). Según la Organización Mundial de la Salud existen alrededor de 1,4 millones de personas que han padecido infecciones atribuidas durante la prestación de los servicios de salud. Esto en los países desarrollados entre el 5% y el 10%, al compararlo, con países en vías de desarrollo esto puede ser hasta la cuarta parte.

La universidad de Guadalajara como máximo generador de recursos de salud en medicina del estado de Jalisco funge como actor principal para disminuir el tamaño del problema en materia de morbilidad y mortalidad aplicables en materia de calidad y seguridad, este afecta a todos los grupos del sistema de salud sin importar rango de edad, sexo, situación económica, ubicación y desarrollo social. Por ello la evaluación de las competencias profesionales integradas demuestra la trascendencia del modelo educativo actual en nuestro país y las repercusiones que conlleve, las cuales son de carácter trascendente ya que se pretende obtener resultados sobresalientes para su aplicación en las áreas biológicas, psicosociales y socioeconómicas. A través de lo antes previsto, la vulnerabilidad de esta investigación es de carácter importante. El impacto de este trabajo podrá controlar a través de la mejora continua con acciones de salud mediante las intervenciones constantes en la educación universitaria y práctica del hospital.

Marco teórico

La evolución de la historia de la medicina se remonta al continente europeo, con Antoine-Laurent Lavoisier (1743-1794) y Philippe Pinel (1745-1826). Estos dos científicos demostraron a través de sus investigaciones la inducción de la medicina al método científico. Este avance tuvo consigo un momento de quiebre en los conocimientos de esa época y con ello en el año de 1870 EE. UU. Desarrollo su reforma educativa, la cual promovía tanto por Charles Eliot de la Universidad de Harvard y Daniel Coit Gilman de la Universidad de Johns Hopkins. Consientes del rezago propio de la situación histórica sobre los europeos decidieron desarrollar modernas corrientes educativas y entre ellos modelos de atención médica. Para el año de 1910 por encargo de la fundación Carnigge.

A través de estos años, el informe Flexner, por primera vez relaciono la ciencia con la medicina. Esto provoco un desarrollo de la revolución medica en la educación al identificar la importancia de los aspectos teóricos tomados de las ciencias básicas y como estos influían en los campos clínicos y como se desarrollaron sus habilidades dentro de su capacitación médica. Tanto en escenarios reales como en la fundamentación primordial de su educación. Con el tiempo participaron de manera activa en situaciones reales y con pacientes reales y así relacionaron la práctica con la teoría además de las responsabilidades que ella conllevaba, aquí conocemos por primera vez el termino de interno de pregrado.

En México, de acuerdo con la normatividad aplicable a los profesionistas de salud descrita por la Dirección General de Profesiones, se establece la obligatoriedad de prestar servicio social durante un año y del mismo modo la posibilidad de optar por aspirar a un posgrado a través del sistema nacional de residencias médicas (ENARM), realizado por la Comisión Interinstitucional para la Formación de Recursos Humanos para la Salud (CIFRHS). En la que la Universidad de Guadalajara participa activamente y en las nuevas tendencias educativas el gobierno federal que otorga la accesibilidad de ingresar a un posgrado.

Esta forma de educación a perdurado muy bien hasta la actualidad, gracias al enfoque tripartita (Gobierno, sociedad y empresa) aplicable a la medicina como las instituciones de salud, las cuales, tienen como objetivo proveer de asistencia y fomentar la investigación y nuevos conocimientos médicos desde la investigación en sus diferentes niveles de atención en salud. Esto con el objetivo de garantizar nuevas generaciones que respondan a las nuevas necesidades en materia de salud.

Desde esta perspectiva y con mirada de lo general a lo particular, el Objetivo de Desarrollo Sostenible No. 3 "Salud y Bienestar", que busca reforzar la capacidad de todos los países, en particular los países en desarrollo, en materia de alerta temprana, reducción de riesgos y gestión de los riesgos para la salud nacional y mundial (OMS, 2017a). El gobierno mexicano en respuesta a ello propone el Plan de Desarrollo Nacional en su eje "México Incluyente" (República, 2017a) que encamina el seguimiento de las políticas internacionales y nacionales es creado el Programa Sectorial de Salud 2013-2018 que describe lo siguiente:

- *Estrategia 2.2. Mejorar la calidad de los servicios de salud del Sistema Nacional de Salud; Línea de acción: 2.2.1. Impulsar acciones de coordinación encaminadas a mejorar la calidad y seguridad del paciente en las instituciones de salud. (República, 2017b)*

El "proyecto Tuning" en su reporte final, donde se llevaron a cabo reflexiones y perspectivas de la Educación Superior en América Latina durante los años 2004 y 2007 en la que investigaron cuáles son las competencias más importantes para los estudiantes, teniendo como muestra 9,162 alumnos de América Latina. Otorgando como resultado y en posición número uno la siguiente: Compromiso con Calidad (Beneitone, y otros, 2007, pág. 58)

El estado de Jalisco, en su Visión de los servicios que otorga y con plena participación de la población, los trabajadores de la salud ofrecen servicios oportunos con calidad y humanismo, satisfaciendo en buen grado las expectativas de la población; aprovechando al máximo los recursos disponibles, y, sobre todo, otorgando a todos la misma oportunidad de atención ante necesidades iguales. Por tal motivo la calidad y seguridad que se otorgue a través de la enseñanza en competencias durante el proceso de educación en estudiantes de medicina de pregrado para ejecutar dichas funciones sobrelleva una gran importancia para el desarrollo de los futuros profesionales del sector salud, quienes adquieren en gran medida las competencias necesarias para su desarrollo académico y posterior a ello una inserción laborar que propicie la búsqueda de la dignidad humana y el bien común a través de la calidad y seguridad del usuario.

La Universidad de Guadalajara (UDG) estableció para el año 2009 su *Modelo Educativo del Centro Universitario de Ciencias de la Salud (MECUCS)*, el cual establece lo siguiente:

> *"(…) un grupo de investigadores educativos del campo del currículum propuso el Modelo de Competencias Profesionales Integradas (CPI) (…) así como su marco teórico metodológico para el Programa de Desarrollo Curricular con fundamento en el construccionismo social de Berger y Luckmann, en los aportes de la teoría curricular de Alicia de Alba con respecto a lo pedagógico y la competencia integral u holístico de Gonzci"* (Crocker, y otros, 2019)

En respuesta a ello el presente trabajo de investigación tiene como propósito demostrar la importancia de garantizar el desarrollo de las competencias profesionales integradas aplicables con fundamento en el Plan de Desarrollo y Modelo Educativo que establece nuestra Benemérita Universidad en la Unidad de Aprendizaje denominada "Administración de la Calidad en los Servicios de Salud" que cursan alumnos de pregrado de la Licenciatura en Medico Cirujano y Partero (LMCP) de la Universidad de Guadalajara en el Centro Universitario de Ciencias de la Salud adscrita al Departamento de Salud Pública y de la Academia de Administración.

Con este propósito se logrará entregar cualidades prácticas, teóricas y formativas que doten de conceptos y definiciones del marco del pensamiento critico a los alumnos de pregrado, conocimiento del marco legal en la implementación de las políticas nacionales, locales, reglamentos y servicios administrativos. Desde esta perspectiva administrativa, operativa y en función de los diferentes modelos que se otorgan para la toma de las decisiones innovadoras y creativas a través del pensamiento critico que impliquen acciones que determinan la calidad y seguridad desde la administración y educación en pregrado, en la complejidad actual que representan los retos socioeducativos actuales.

Para referir las competencias profesionales es necesario resaltar la acepción en la que participamos ya que el concepto tiene varios significados entre los cuales se caracterizan principalmente dos:

1. A partir de una visión sustentada en la rigidez funcionalista que otorga prioridad a la relación de la educación y el empleo. Este identifica a la competencia como competencia laboral, la cual, representa el puesto laboral. Siendo las características del puesto de trabajo las que desarrollan las habilidades de competencia para ejercerla para determinar quien tiene o no la competencia evaluada.

2. El acercamiento más amplio y humano es representado de manera calificativa de integración u holístico. Este acercamiento determina la competencia y las habilidades características del puesto de trabajo. Se toma en cuenta la colaboración del trabajador y el desempeño en dicho puesto. Teniendo como referencia la misma situación que tiene alrededor el puesto a desempeñar, la cual, reconoce las actitudes y valores multirreferencial (Huerta Amezola, Pérez García, & Carillo Núñez, 2005)

En la implementación de los nuevos lineamientos para formar los procesos de mejora y desarrollo de habilidades teóricas, prácticas y formativas centrados en la dignidad humana y el bien común. De tal forma la educación se caracteriza imprescindible y surge como meta internacional de todas las universidades a nivel mundial. Desde el eje de Vinculación, objetivo No. 8 de nuestra Casa de estudios que manifiesta la adquisición de competencias para la innovación, emprendimiento y la atención de necesidades sociales y económicas. (UDG, 2014) Nuestro fundamento del pensamiento complejo que tiene como conceptos centrales: la circularidad, la interrelación y la organización. (Huerta Amezola & al., 2014)

Desde una perspectiva Mundial, el documento de la agenda de Salud de las Américas, se comparan las metas y los indicadores de los Objetivos de Desarrollo Sostenible (ODS), con los establecidos en el Plan Estratégico 2014-2019. Siendo de relevante el objetivo N° 3. El cual garantiza una vida sana y promover el bienestar para todos en todas las edades tanto en instituciones públicas como privadas. Dando como resultado nueve metas y cuatro medios de ejecución, para fundamento de esta investigación abordaremos la meta 3.8, (…) el acceso a servicios de salud esenciales de calidad (…) y de calidad para todos (OPS, 2017b, p. 49).

El acceso y la cobertura de salud son esenciales para lograr mejores resultados en atención médica con el fin de garantizar una vida sana y promover el bienestar de todos y todas. El acceso universal a la salud y la cobertura universal de salud se basan en el derecho de todas las personas al goce del grado máximo de salud que pueda alcanzarse, a la equidad, solidaridad y valores adoptados por los estados miembros de la Organización Panamericana de la Salud (OPS) en la que abordamos lo siguiente:

- *Ampliar el acceso equitativo a servicios de salud integrales, de calidad, centrados en las personas y la comunidad.*

Para que se logre todo lo antes mencionado, se cuenta con varios medios de ejecución, siendo el más idóneo en este trabajo el "3.C", aumentar sustancialmente la financiación de la salud y la contratación, el desarrollo, la capacitación y la retención del personal de salud en los países en desarrollo. La cobertura de salud es la capacidad del sistema de salud de atender a la población, incluyendo la disponibilidad de la infraestructura, los recursos humanos, las tecnologías sanitarias competencia y productividad de los recursos humanos actuales destinados a la salud.

La preparación de los recursos humanos en la Región no está todavía en sincronía con las necesidades de un sistema de salud basado en la atención que cumpla con los estándares necesarios del recurso humano y por ello como aplica en la educación. (OPS, 2017c, p. 47-73). El Plan Nacional de Desarrollo 2013-2018 (PND) en su segunda meta nacional "México Incluyente". Señala la necesidad de integrar una sociedad con equidad, cohesión social e igualdad de oportunidades. Para el logro de dicha meta, uno de los objetivos establecidos es el 2.3: "Asegurar el acceso a los servicios de salud", del cual se desprende la estrategia 2.3.4 "Garantizar el acceso efectivo a servicios de salud de calidad"

En congruencia con el PND, el Programa Sectorial de Salud 2013-2018 (PROSESA), en su estrategia 2.2 "Mejorar la calidad de los servicios de salud del sistema nacional de salud", el cual incluye diez líneas de acción que contribuyen al cumplimiento del Objetivo 2. Asegurar el acceso efectivo a servicios de salud con calidad. En consonancia con el PND y el PROSESA, la Dirección General de Calidad y Educación en Salud elaboró el Programa de Acción Específico (PAE) Estrategia Nacional para la Consolidación de la Calidad en los Establecimientos y Servicios de Atención Médica, la cual pretende impulsar la integración de directrices que contribuyan a posicionar la calidad, la seguridad y la eficiencia en la atención médica.

Los recursos humanos son estratégicos para el buen desempeño de cualquier sistema de salud. El reto es desarrollar una fuerza laboral para la salud que esté disponible, tenga arraigo en las comunidades, sea competente, productiva y responda a las necesidades de la población con prioridad hacia la prevención y promoción de la salud. De aquí parte la importancia de proveerlos de CPI para su integración a las exigencias mundiales y locales. Hoy el sector público enfrenta diversos retos fundamentales respecto a los recursos humanos, que en realidad son un reflejo de la situación socioeducativa.

Primero, si bien en los últimos años se ha observado un crecimiento del personal de salud en contacto con el paciente, el número de médicos y enfermeras es bajo en comparación con el promedio de los países de la Organización para la Cooperación y el Desarrollo Económicos (OCDE). En México el número actual de médicos por 1,000 habitantes es de 2.2 y de enfermeras por 1,000 habitantes de 2.7; mientras que el promedio de la OCDE es de 3.2 médicos por 1,000 habitantes y 8.7 enfermeras por 1,000 habitantes respectivamente.

En segundo lugar, se observa una concentración geográfica y de horario de atención. Existe una tendencia a que los recursos humanos se concentren en las áreas urbanas, debido a que los incentivos personales y profesionales para establecerse en centros de atención lejanos a las grandes ciudades son escasos o inexistentes. La principal consecuencia es que la atención brindada en los diferentes centros de atención suele depender de los médicos en formación que se encuentran realizando su servicio social. Además, la mayor parte de las plantillas de personal de salud en las diferentes instituciones médicas se concentra en turnos matutinos, careciendo de atención en turnos vespertinos, nocturnos y fines de semana.

En tercer lugar, el perfil de la plantilla de profesionales en las unidades médicas del sector salud y la forma grupal de organizarse no están alineados con las necesidades de salud de la población. Se observa, por un lado, una excesiva especialización del personal médico en áreas inadecuadas respecto del perfil epidemiológico y, por el otro, una carencia de profesionales con las habilidades idóneas para atender la problemática particular a la que se enfrentan en las unidades (SS, 2018, p. 21-35).

En el Programa Sectorial de Salud Jalisco, nos habla de los determinantes sociales de salud que se deben considerar y, por lo tanto, afectan la salud de la población, mencionando sólo uno de éstos, ya que son de utilidad en esta investigación, el cual describe lo siguiente:

- Tema IV Calidad de la Atención

Aún cuando Jalisco ha incrementado considerablemente la cobertura médica, existen todavía retos para alcanzar una distribución regional más equitativa, además existe un llamado de la sociedad por mejorar la calidad de la atención médica. Los jaliscienses tienen el derecho del acceso efectivo a la prestación de los servicios para la atención de la salud en un entorno que promueva la universalidad de los servicios de salud con un enfoque integral que incluya a la persona y su familia con la visión en calidad y seguridad.

Por ello, desde el eje de docencia y aprendizaje de nuestra Benemérita Universidad de Guadalajara a través del objetivo No. 1 que demuestra la importante necesidad de estar a la vanguardia en educación y con ello expresa lo siguiente:

"Ampliación y diversificación de la matrícula con altos estándares de calidad, pertinencia y equidad, tomando en cuenta las tendencias globales y de desarrollo regional." (UDG, 2014 p. 58)

Nuestro fundamento del pensamiento complejo que tiene como conceptos centrales: la circularidad, la interrelación y la organización. (Huerta Amezola & al., 2014) El Centro Universitario de Ciencias de la Salud propuso en su ruta académica el diseño de la Unidad de Aprendizaje (U.A), Administración de la Calidad en los Servicios de Salud (ACSS) para aquellos alumnos que cursen la Licenciatura en Medicina y estén por ingresar al pre internado. Con base en ello la Academia de Administración adscrita al Departamento de Salud Pública (DSP), con sede en el Centro Universitario de Ciencias de la Salud (CUCS) se dio a la tarea de diseñar con un grupo de expertos en calidad y seguridad, investigadores y directivos de manera multidisciplinaria el Diseño y Elaboración de la U.A antes mencionada (CUCS, 2018a p. 1-5)

Dicha U.A. expresa los saberes teóricos, prácticos y formativos que los estudiantes de medicina lograran al finalizar dicho curso. Con ello lograran adquirir competencias de egreso que fundamenten su práctica médica durante su formación académica, a continuación, se desprende detalladamente las características del programa en la cual expresa lo siguiente:

Identificación del curso

Centro Universitario

Centro Universitario de Ciencias de la Salud

Departamento:

Salud Pública

Academia:

Administración (y Calidad de los Servicios de Salud)

Nombre de la unidad de aprendizaje:

Administración de la Calidad en los Servicios de Salud

Clave de la materia:	Horas de teoría:	Horas de práctica:	Total, de horas:	Valor en créditos:
I8560	18	16	34	3

Tipo de curso:	Nivel en que se ubica:	Programa educativo	Prerrequisitos:

C = curso	Técnico Medio	Médico Cirujano y	Salud Pública
CL = curso laboratorio	Técnico Superior	Partero	II
L = laboratorio	Universitario		
P = práctica	Licenciatura		
T = taller	Especialidad		
CT = curso - taller	Maestría		
N = clínica	Doctorado		
M = módulo			
S = seminario			

Área de formación:

Básica Particular Obligatoria

Perfil docente:

Debe ser un profesor formado en el ámbito en el área de salud y con nivel de especialidad o maestría, capacitado para la enseñanza por competencias profesionales integradas. Comprometido con la docencia y el aprendizaje colaborativo.

Elaborado por: Evaluado y actualizado por:

Cambero González, Enriqueta Guadalupe	Academia de Administración (y Calidad de los Servicios de Salud) del Departamento de Salud Pública.
Chávez Ramírez, Salvador	
Márquez Villarreal, Hilda Guadalupe	
Nagatome O´hara, Humberto Manabu	
Cisneros García, Rigoberto Antonio	
Kumazawa Ichikawa, Miguel Roberto	
Zarate Bautista, Ana Cecilia	

Fecha de elaboración: Fecha de última actualización aprobada por la Academia

Marzo de 2018	Junio 2018

Competencia (s) del perfil de egreso

Desarrolla su práctica profesional con conocimientos necesarios en las distintas fases de la administración en salud, que favorecen la comprensión, operación y evaluación de normas, acciones y estándares de calidad centrados en la satisfacción y protección del individuo.

Presentación

La Administración de la Calidad en los Servicios de Salud, es una de las unidades de aprendizaje que pertenece al área básica particular obligatorio, ubicada en el séptimo ciclo de la carrera de Médico Cirujano y Partero, encargada de presentar a los estudiantes los saberes teóricos, prácticos y formativos necesarios, para que desarrollen sus habilidades en la organización y operación en los servicios de salud.

Así como facilitar la elaboración de prácticas seguras y de calidad que lleven al estudiante a un referente para su formación, y una guía que le comprometa con el paciente en su actividad clínica. Práctica que no puede quedar al margen de la administración, ya que el profesional de medicina necesita instrumentos que aproximen la teoría a la práctica, así como promover la prevención y la seguridad en todos los ámbitos de su actuación, centrada en la forma de administrar y proporcionar calidad, siempre encaminada a evitar los eventos adversos que puedan presentarse en la prestación de los servicios de salud.

El Gobierno Federal Mexicano, en respuesta a las iniciativas promovidas por la Organización Mundial de la Salud, reconoce la importancia de estas acciones como un componente fundamental de la mejora de la calidad y la seguridad en los servicios de salud, establecido en el Plan Nacional de Desarrollo 2013-2018 y en el Programa Sectorial de Salud del mismo periodo.

Unidad de competencia

Establece una relación médico-paciente efectiva con un enfoque biopsicosocial durante su práctica profesional, para mejorar la calidad de la atención.

Saberes

Prácticos	Aplica los principios, teorías, métodos y estrategias de la administración y la calidad en los servicios de salud. Desarrolla herramientas para el análisis y reflexión de modelos y métodos administrativos aplicables a la mejora de la calidad de los servicios de salud.
Teóricos	Identifica y comprende los principios y paradigmas básicos de la administración y calidad en los servicios de salud. Agrupa contenidos que fortalecen la adquisición de conocimientos y técnicas para el desarrollo administrativo y de calidad de los servicios de salud.
Formativos	Desarrolla una actitud reflexiva y crítica hacia el conocimiento y práctica en la mejora de la calidad de los servicios de salud. Demuestra la capacidad de trabajo en equipo a través de la interacción, liderazgo y comunicación eficaz y asertiva.

Contenido teórico práctico (temas y subtemas)

1. Paradigmas de la Administración
1.1. Escuelas y teorías de la administración.
1.2. Proceso administrativo y planeación estratégica.
2. Calidad de los Servicios de Salud
2.1. Políticas internacionales y nacionales.
2.2. Acciones esenciales de seguridad del paciente.
2.3. Gestión de riesgos y eventos Adversos.
3. Gestión de la Calidad
3.1. Modelos de gestión y estandarización de procesos.
3.2. Métodos para la mejora continua

Estrategias de enseñanza aprendizaje por CPI

Este curso taller emplea dos tipos de estrategias de enseñanza-aprendizaje: la primera hace referencia a las estrategias que promueven la comprensión mediante la organización de la información como las fichas de trabajo, los mapas conceptuales, el resumen y el ensayo, juntos estimulan la identificación de conceptos claves, interpretación, comprensión e inferencia sobre las lecturas que se realizan; también promueven un pensamiento lógico y la inserción de nuevos conocimientos en la estructura del pensamiento. La segunda estrategia es de tipo grupal mediante el uso de metodologías activas que contribuyen en el desarrollo de competencias, esto a través de guías y reportes de visitas a instituciones y a diferentes niveles de la atención. Se anexa el apartado de Planeación e Instrumentación Didáctica, en el que se detallan las estrategias y las actividades de enseñanza y de aprendizaje (técnicas, actividades no presenciales, entre otras), así como recursos y materiales didácticos, uso de TIC´s, u otros contextos de desempeño.

Evaluación del aprendizaje por CPI

Evidencias de aprendizaje	Criterios de desempeño	Contexto de aplicación
Mapa conceptual (Tema No. 1).	• Identifica conceptos e ideas claves de la lectura y establece relaciones entre ellos. • Interpreta, comprende e infiere la lectura realizada. • Identifica el grado de comprensión del tema. • Visualiza la estructura y organización del pensamiento.	Aula
Reporte de visita a instituciones de salud:	• Desarrolla habilidades del pensamiento crítico.	Institución de

hospitalización (Temas 1 y 2).	• Desarrolla la competencia comunicativa al saber argumentar y contrarrestar. • Promueve el aprendizaje colaborativo. • Resuelve problemas. • Fortalece e integra conocimiento de diversas unidades de aprendizaje.	diferentes niveles. Aula
Reporte de visita a instituciones de salud: consulta externa en primer nivel de atención. (Temas 1 y 2).	• Desarrolla habilidades del pensamiento crítico. • Desarrolla la competencia comunicativa al saber argumentar y contrarrestar. • Promueve el aprendizaje colaborativo. • Resuelve problemas. • Aplica e integra conocimiento de diversas unidades de aprendizaje.	Institución de primer nivel de atención. Aula
Ensayo "La administración de los servicios de salud y la calidad centrada en el paciente". (Temas 1 y 2).	• Desarrolla el pensamiento crítico: analiza, sintetiza, emite juicios y valoraciones. • Desarrolla la capacidad de búsqueda rigurosa de información. • Desarrolla la capacidad de comunicación escrita.	Aula

Calificación

No.	Concepto	Porcentaje de calificación
1	Ficha de trabajo	12
2	Mapa conceptual	12
3	Resumen	12
4	Reporte de visita a instituciones de salud: hospitalización	20
5	Reporte de visita a instituciones de salud: consulta externa en primer nivel de atención	20
6	Ensayo "la administración de los servicios de salud y la calidad centrada en el paciente".	24
	Total	100

ACREDITACIÓN

El alumno por reglamento deberá tener más del 80% de asistencias totales.

Una calificación total mayor o igual a 60 puntos.

Entregar las evidencias concentradas en un CD al profesor o subir a la plataforma Moodle o diseñar una página Web el grupo.

(CUCS, 2018b p. 2)

De acuerdo con la edición del tricentenario del Diccionario de la lengua española de la Real Academia Española, el término calidad proviene del latín *qualitas*. Entre las varias acepciones que la integra manifiesta lo siguiente:

Propiedad o conjunto de propiedades inherentes a algo, que permiten juzgar su valor. La calidad se ha definido como aquellas características de los bienes o servicios a partir de las cuales es posible calificarlos como aceptables o inaceptables, buenos o malos, deseables o indeseables (SS, 2018a p. 6)

El Modelo de Calidad actual del Gobierno de la República expresa la necesidad de garantizar educación en calidad del personal de salud y con ello representa lo siguiente:

> Proceso de capacitación: *Es el conjunto de actividades para el logro de los objetivos de aprendizaje. Comprenden la detección de necesidades con base en el perfil y la función real, la programación de cursos y actividades de enseñanza-aprendizaje, así como la evaluación y el seguimiento de dichas acciones* (SS, 2018b p. 72)

De la misma manera el modelo menciona la imperante necesidad de la capacitación del personal en los servicios de salud, los cuales deberán adquirir capacidades en calidad y seguridad del usuario:

> *Se debe gestionar el talento humano a través de proveer con los recursos necesarios para mejorar el desempeño del personal, tomando como base el desarrollo de competencias acordes con los planes estratégicos sustentados en la capacitación. El objetivo es identificar, atraer, retener y desarrollar el talento médico y de otros profesionales de la salud. Por ello, también se deben fomentar la aplicación de métodos y oportunidades para el aprendizaje, así como el desarrollo de actividades de educación e investigación* (SS, 2018c p. 17).

Los individuos representan la parte fundamental y la razón de ser del esfuerzo institucional. Con esta óptica es que se armonizan recursos, procesos, métodos, técnicas e instrumentos dispuestos en particular para proporcionar servicios de salud con calidad y seguridad. Esto se traduce en una atención centrada en la persona, cuyas características se focalizan en las necesidades y preferencias de los pacientes y en la educación como herramienta de empoderamiento para que las personas puedan tomar decisiones y participen activamente en su atención (Corrigan, 2005).

Hipótesis

Hipótesis principal:

Los estudiantes de pregrado de medicina actualmente no cuentan con competencias para ejecutar funciones de calidad y seguridad en su práctica médica.

Hipótesis nula:

Los estudiantes de pregrado de medicina cuentan con competencias para ejecutar funciones de calidad y seguridad en su práctica médica.

Objetivos

Objetivo General

- Evaluar las Competencias Profesionales Integradas implementadas por estudiantes de pregrado de Medicina para identificar las funciones de calidad y seguridad ejecutadas a través de su práctica medica en las dos unidades de los Hospitales Civiles de Guadalajara durante septiembre 2019.

Objetivos Específicos

- Medir los saberes prácticos de los estudiantes de pregrado de medicina para ejecutar funciones de calidad y seguridad a través de una encuesta cerrada en su práctica médica.

- Calificar los saberes teóricos y formativos adquiridos en sus competencias de egreso de la unidad de aprendizaje: "Administración en la Calidad en los Servicios de Salud" a través de un cuestionario cerrado.

Metodología

Diseño de estudio

La presente investigación es descriptiva y transversal ya que tuvo un comienzo a partir de la identificación sistemática del problema, además denota información que se ha señalado a partir del registro de alumnos que han cursado la unidad de aprendizaje de aprendizaje de Administración de la Calidad en los Servicios de Salud. Para ello participaron 184 alumnos de medicina que cursaron alguna unidad de aprendizaje en los Hospitales Civiles de Guadalajara "Fray Antonio alcalde y Dr. Juan I. Menchaca". El tamaño de la muestra de cada unidad de análisis para realizar comparaciones, con un nivel de confianza del 95%. Los estudiantes de medicina estaban realizando prácticas clínicas en dicho hospital después de un año de haber cursado la unidad de aprendizaje en administración de la calidad y seguridad en los servicios de salud, por lo que cada integrante del muestreo desarrollo un año de formación integral basado en los saberes teóricos, prácticos y formativos.

Universo y población de estudio

La Universidad de Guadalajara, en su portal oficial muestra la asignación a la Licenciatura de Médico Cirujano y Partero, ahí describe de manera puntual las características a las que serán presentados los estudiantes de pregrado durante su desarrollo académico a través del modelo educativo y curricula, de esta web se desprende la trayectoria sugerida y la U.A. de Administración de la Calidad en los Servicios de Salud se encuentra ubicada en el séptimo ciclo (CUCS, 2019). Con base en esto identificamos las siguientes características durante el ciclo académico 2018-2019. Dentro del sistema de CPI, el año escolar se evalúa a través de dos ciclos principales, ciclo 2018 "A" y ciclo 2018 "B", los cuales corresponden de la siguiente manera:

INICIO	Martes 16 de enero de 2018
FIN	Martes 15 de enero de 2019

ACTIVIDADES ACADÉMICAS CICLO 2019 "A"

Inicio de Ciclo escolar "A" para estudiantes.	Martes 16 de enero de 2018

Inicio de Ciclo escolar "A" para docencia.	Martes 16 de enero de 2018
Inicio de Cursos	Martes 16 de enero de 2018
Fin de Cursos y Fecha Límite Para Registro y Publicación de Evaluación Continua en Periodo Ordinario	Viernes 25 de mayo de 2018
Fecha Límite para Registro y Publicación de Evaluación Continua en Periodo Extraordinario	Miércoles 30 de mayo de 2018
Fin de Ciclo escolar "A" para estudiantes.	Domingo 15 de julio de 2018
Fin de Ciclo escolar "A" para docencia.	Sábado 02 de junio de 2018

ACTIVIDADES ACADÉMICAS CICLO 2018 "B"

Inicio de Ciclo escolar "B" para estudiantes.	Lunes 16 de julio de 2018
Inicio de Ciclo escolar "B" para docencia.	Lunes 13 de agosto de 2018
Inicio de Cursos	Lunes 13 de agosto de 2018
Fin de Cursos y Fecha Límite Para Registro y Publicación de Evaluación Continua en Periodo Ordinario	Viernes 7 de diciembre de 2018
Fecha Límite para Registro y Publicación de Evaluación Continua en Periodo Extraordinario	Viernes 14 de diciembre de 2018
Fin de Ciclo escolar "B" para estudiantes.	Martes 15 de enero de 2019
Fin de Ciclo escolar "B" para docencia.	Jueves 20 de diciembre de 2018

(CGCE, 2019)

Para estos ciclos escolares se desprenden a continuación una descripción de la U.A. para partir del conocimiento de la totalidad del universo:

Consulta de Oferta Académica de los ciclos 2018 "A" y 2018 "B"						
NRC`s	Clave	Materia	Sec	CR	CUP	DIS
15 U. A	I8560	Administración de la calidad en los servicios de salud	30 secciones	3	350	0

NRC'S: Clasificación otorgada para identificar cada curso.
Sec: Número de U.A. impartidas durante el año.
Cr: Créditos asignados a la U.A.
Cup: Disponibilidad total de la matricula de alumnos de medicina.
Dis: Número de vacantes para registrar alumnos nuevos.

Para el calculo de la muestra se utilizo la plataforma SurveyMonkey de la siguiente manera:

$$\text{Tamaño de la muestra} = \frac{\dfrac{z^2 \times p\,(1-p)}{e^2}}{1 + \left(\dfrac{z^2 \times p\,(1-p)}{e^2 N}\right)}$$

N = tamaño de la población
e = margen de error (porcentaje expresado con decimales)
z = puntuación z, (1.96 para representar el 95% estadísticamente efectivo)

A continuación, se desprende el proceso de análisis para calcular el número de evaluaciones a los estudiantes de pregrado que represente un porcentaje estadísticamente significativo con base en la plataforma, la cual establece un logaritmo que facilita su expresión aritmética para la simplificación de su uso.

Calcula el tamaño de la muestra

Tamaño de la población @	Nivel de confianza (%) @	Margen de error (%) @
350	95 ▾	5

Tamaño de la muestra

184

(SurveyMonkey, 2019)

<u>Con base</u> en lo anterior y para obtener la población de estudiantes de medicina, se realizó un muestro aleatorio sistemático de la totalidad de estudiantes de medicina registrados en el hospital, guardando la proporcionalidad del hospital. Debido a la proporcionalidad se realizó la selección del hospital por conveniencia. A continuación, se describirá una definición aplicable para esta investigación el sujeto de estudio:

> **Estudiante de medicina de pregrado:** Estudiante de medicina que haya cursado la U.A. de administración de la calidad en los servicios de salud, adscritos al hospital civil fray Antonio alcalde durante febrero del 2019. Para esta investigación el estudiante puede estar cursando el inicio, desarrollo y conclusión de internado sin que afecte los resultados de este estudio al estar inmerso en las funciones establecida de la U.A. cursada.

Criterios de Selección

Criterios de inclusión:

> Estudiantes de medicina adscritos a los Hospitales Civiles de Guadalajara "Fray Antonio Alcalde y Dr. Juan I. Menchaca" durante el año escolar 2019. Hombres y mujeres menos de 30 años.

Criterios de exclusión:

> Médicos residentes de primer y segundo año.
> Médicos adscritos.
> Médicos jefes de servicio.
> Estudiantes de pregrado que no hayan cursado la U.A.

Criterios de eliminación

> Personal de enfermería.
> Personal de intendencia.
> Personal administrativo.
> Familiares de los pacientes.
> Personal de laboratorio.
> Menores de 18 años.

Operacionalización de variables

Variable	*Definición*	*Tipo*
Independientes		
Edad	Año	Cuantitativa discreta
Sexo	Hombre/Mujer	Cualitativa dicotómica
Semestre	6,7,8,9,10 semestre	Cuantitativa discreta
Universidad	Privada/publica	Cualitativa dicotómica
Servicio	Enseñanza	Cuantitativa discreta
Dependientes		
Resultado de encuesta	Cuestionario de evaluación	Cuantitativa ordinal
Resultado de evaluación explorativa	Cuestionario de conocimiento	Cuantitativa ordinal

Desarrollo del instrumento

Para efectos del presente trabajo de investigación se conto con un instrumento explorativo en el cuál se describirán hechos que sucedan durante la evaluación y se cuantificarán los resultados obtenidos para su representación estadística y grafica. Con ello se brindará una perspectiva sobre las dimensiones de la evaluación y sus funciones aplicables a la calidad y seguridad del usuario que tienen los estudiantes de medicina.

1. Fase: Creación del instrumentó, validez, lógica o aparente, y validez del contenido:

En la primera etapa, 2 expertos (uno clínico y otro educativo), junto al investigador desarrolló los ítems de la escala de valoración más relevantes de las funciones de la calidad y seguridad del usuario. Así logramos seleccionar preguntas cerradas por encuesta elaborada en la que se eligieron aquellos con apego a los principios de la literatura medica vigente, las normas aplicables y los tratados internacionales relacionados a la calidad y seguridad del usuario. Estos ítems se relacionan directamente con la definición del problema, capacidad do aplicar las funciones de calidad y seguridad.

2. Fase: Fiabilidad del instrumentó: reproducibilidad y consistencia interna:

A partir de un análisis explorativo preliminar y tres sesiones de análisis se consideró entonces apropiada. Desde la visión de la calidad y seguridad en el usuario su fiabilidad interna y su reproducción para una futura validación como instrumento.

Proceso de recolección de los datos

Tras seleccionar al estudiante en el hospital, se solicita su participación de manera libre, garantizando la confidencialidad de la información aportada. Posterior a su aceptación y firma del consentimiento informado se procedía a efectuar el cuestionario de evaluación in sitio y posterior a ello el cuestionario de conocimientos. En ambos casos se abordaron preguntas relativas a las funciones de calidad y seguridad del usuario.

1. La primera encuesta fue auto evaluada, previamente se informo al estudiante sobre como debía llenarla y se le pregunto sobre si tenia alguna duda al respecto. En esta se obtenían a través de preguntas cerradas con las siguientes características de las funciones de calidad y seguridad del usuario.

2. La segunda encuesta se ubico en la evaluación de su práctica elaborada por el investigador. Entrenado previamente para este objetivo y ajeno a cualquier procedimiento operativo del estudiante de medicina. La cuál consta de preguntas cerradas para explorar las funciones desarrolladas por el estudiante.

Los dos cuestionarios fueron pilotados antes de su aplicación en una muestra de sujetos de características similares en la Licenciatura en Enfermería y carrera técnica de Enfermería.

Método y Técnicas

Esta investigación de tipo descriptiva busca describir los hechos que otorguen el resultado de la evaluación durante la ejecución de los estudiantes de medicina. El presente trabajo de investigación se aplicó en agosto y toda la información será generada con base en los resultados obtenidos del instrumento de evaluación.

A los estudiantes se les invito a responder el cuestionario del paciente para en las instalaciones del hospital, solicitando su consentimiento. Este cuestionario contiene 71 ítems y fue basado en un estudio previo publicado en la revista Panam de Salud Pública llamada: *Spanish-language patient safety questionnaire to measure medical and nursing students' attitudes and knowledge.* Para dicha encuesta se garantizó el anonimato de cada participante y la confidencialidad de la información obtenida. El estudio de esta investigación fue aprobado por la Subdirección de Enseñanza e Investigación en colaboración con la coordinación de la Maestría en Gestión de la Calidad y Seguridad en los Servicios de Salud del

Departamento de Salud Pública. A continuación, se describen las áreas que integran al instrumento de evaluación (Anexo No. 3).

Sección No. 1: Datos generales que describen las áreas indispensables a través de 9 preguntas desarrolladas en la investigación para el cumplimiento de la metodología siendo medida de la siguiente manera.

Sección No. 2: Servicio y unidad. Mide las características de las competencias profesionales integrales a través 62 preguntas de la siguiente manera.

- Sesión 2 (Servicio y unidad)
    - Muy en desacuerdo = 1 punto.
    - En desacuerdo = 2 puntos.
    - Indiferente = 3 puntos.
    - De acuerdo = 4 puntos.
    - Muy de acuerdo = 5 puntos.
    - Si = 1punto.
    - No = 2 puntos.
    - No lo sé = 0 puntos
- Del Hospltal
    - Muy en desacuerdo = 1 punto.
    - En desacuerdo = 2 puntos.
    - Indiferente = 3 puntos.
    - De acuerdo = 4 puntos.
    - Muy de acuerdo = 5 puntos.
- Si = 1punto.
- No = 2 puntos.
- No lo sé = 0 puntos
- Comunicación en su servicio o unidad
    - Nunca = 1 punto.
    - Casi nunca = 2 puntos.
    - A veces = 3 puntos.
    - Casi siempre = 4 puntos.
    - Siempre = 5 puntos.
- Información adicional
    - Nunca = 1 punto.
    - Casi nunca = 2 puntos.
    - A veces = 3 puntos.
    - Casi siempre = 4 puntos.
    - Siempre = 5 puntos.
    - Si = 1punto.
    - No = 2 puntos.
    - No lo sé = 0 punt

Organización y análisis de datos

La información recabada a través de la operacionalización de las variables en la plataforma de formulas de google en una Tablet marca Apple. Los textos fueron procesados en el programa Excel 2018 con licencia autorizada por la Universidad de Guadalajara a través del correo institucional del investigador denominado: Rigoberto.cisneros@academicos.udg.mx. El análisis de resultados será analizado a través de los resultados sobresalientes para esta investigación de manera individual, donde describiremos cada resultado.

Presentación gráfica

La mecanización de la información se realizó por el investigador a través de los resultados arrojados con Google Forms, que expresa los resultados a través de la plataforma de Drive, el cual tiene la codificación estadística en porcentajes, para dicha investigación serán utilizadas los diagramas circulares, estándares y comparativos.

Pruebas estadísticas

Análisis descriptivo mediante el cálculo de porcentajes en las variables cuantitativas y cualitativas y frecuencias relevantes con expresiones en porcentajes.

Lineamientos éticos

Consentimiento informado

En la Norma Oficial Mexicana NOM-012-SSA3-2012, que establece los criterios para la ejecución de proyectos de investigación para la salud en seres humanos. En el apartado 5.3 hace mención que deben prevalecer el respeto a la dignidad del sujeto, así mismo el derecho a la salud, el bienestar y la conservación de su integridad física. Al realizar las encuestas a los estudiantes del hospital se les informará que será anónima y siempre que ellos estén de acuerdo en participar en dicha encuesta, ya que no se realizarán procedimientos quirúrgicos que pongan en riesgo la salud de los participantes, ni que atenten a su dignidad.

Para esto se cuenta con el consentimiento informado a través de la carta de *Consentimiento Informado para Participantes de Investigación mediante entrevista* otorgada por el Comité de Investigación y Ética en Enfermería adscrito al Departamento de Enfermería Clínica Aplicada de la División de Disciplinas Clínicas del Centro Universitario de Ciencias de la Salud en la Universidad de Guadalajara. Esta investigación fue valorada por el Comité de Ética en Investigación del Antiguo Hospital Civil de Guadalajara "Fray Antonio Alcalde", ha revisado y aprobado con el **número de registro 057/2019 (ver anexo No. 2)**

Recursos y logística

Recursos humanos

Todos los elementos necesarios para el desarrollo de este proceso están estipulados para la presente investigación al existir la colaboración y aceptación del protocolo por parte de la Subdirección de Enseñanza Medica en el comité de ética en investigación, así como la colaboración de la Mtra. María Raquel López Aguiñaga, jefa de archivo del Hospital Civil de Guadalajara "Fray Antonio Alcalde"

Recursos materiales

Para este estudio se plasmará el uso y eficiencia de las tecnologías de la información por lo que no será requerido la impresión de ningún material, se utilizará el llenado de manera digital para lo que el hospital cuenta con acceso a red libre de internet y por parte del hospital. Obteniendo así un resultado ecológico durante el muestreó. Por parte del investigaron correrán los gastos de transporte, comidas y demás situaciones no descritas en este documento.

Recursos físicos

En el cuadro siguiente se muestra las áreas establecidas para ambas unidades de enseñanza en las cuales se desarrollarán las evaluaciones:

	Descripción	Total	Antiguo Hospital Civil "Fray Antonio Alcalde"	Nuevo Hospital Civil de Guadalajara "Dr. Juan I. Menchaca"	OPD Hospital Civil de Guadalajara	Estado General		
						Bueno	Regular	Malo
EDIFICIOS	Unidades Hospitalarias	2	1	1			2	
	Áreas de Diagnostico	25	18	7		22	3	
	Quirófanos	37	21	16		37		
	Area de Gobierno	3	1	1	1	3		
	Aulas de Enseñanza	14	6	8		3	11	
	Auditorios	7	4	3			7	
	Hemerotecas	2	1	1			2	
	Áreas Verdes	10	9	1			9	1
	Unidades Móviles	5	5				2	3
PARQUE VEHICULAR	Vehículos Oficiales	38	10*	8	20	21	10	7
	Ambulancias	14	8***	6**		2	4	8
	Otros	5	5			5		
ALMACENES	Medicamentos	2	1	1			x	
	Papeleria	2	1	1			x	
	Alimentos	2	1	1			x	
	Activos Fijos	2	1	1			x	

Fuente: Coordinación General de Servicios Generales (CGSG) y Coordinación General de Adquisiciones (GGA)
Información al cierre del 2017
* Un Vehículo en proceso de baja
** Tres ambulancias en proceso de baja
*** Una ambulancia en proceso de baja.

(PID, 2018)

Cronograma de actividades

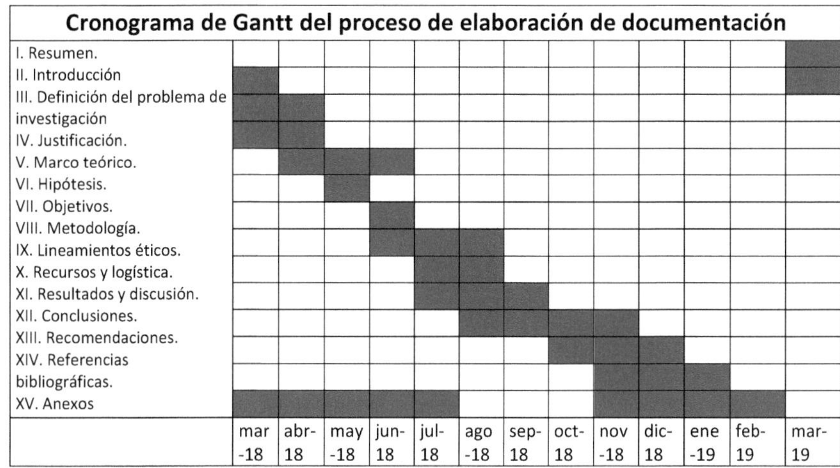

Cronograma de Gantt del proceso de elaboración de documentación

	mar-18	abr-18	may-18	jun-18	jul-18	ago-18	sep-18	oct-18	nov-18	dic-18	ene-19	feb-19	mar-19
I. Resumen.													█
II. Introducción	█												█
III. Definición del problema de investigación	█	█											
IV. Justificación.	█	█											
V. Marco teórico.		█	█	█									
VI. Hipótesis.			█										
VII. Objetivos.				█									
VIII. Metodología.					█	█							
IX. Lineamientos éticos.					█	█							
X. Recursos y logística.						█	█						
XI. Resultados y discusión.							█	█					
XII. Conclusiones.								█	█				
XIII. Recomendaciones.									█	█			
XIV. Referencias bibliográficas.										█	█		
XV. Anexos	█	█	█	█	█						█	█	

Cronograma de Gantt del proceso de implementación del estudio de investigación

Pasos de la investigación	█								
Recopilación de bibliografía	█								
Elaboración de protocolo		█							
Adquisición de material		█							
Capacitación del personal			█						
Recolección de datos				█					
Control de fase de campo				█	█				
Captura de datos						█			
Análisis de información							█		
Elaboración de informe								█	
Presentación									█
	Agosto 2018 a enero 2019					Febrero a Sep. 2019.			Oct. 2019.

Proceso de análisis estadístico

Muestreo	■							
Vaciado de datos en Google Forms		■						
Elaboración de gráficas y pruebas estadísticas			■					
Análisis de resultados			■					
Desarrollo de resultados				■	■			
Interpretación de resultados					■			
Elaboración de discusión						■		
Elaboración de resultados							■	
Presentación de informe								■
	Febrero a octubre 2019							Nov 2019

Resultados

Gráfica No. 1 Escuela de procedencia

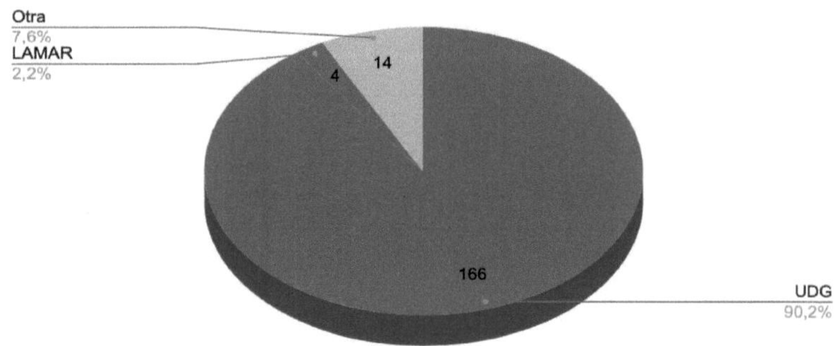

Fuente: Creación propia

El 90,2% de los estudiantes esta adscrito a la Universidad de Guadalajara, 2,2% representa la Universidad LAMAR y el 7,6% a otras universidades privadas.

Gráfica No. 2 ¿Qué semestre cursas?

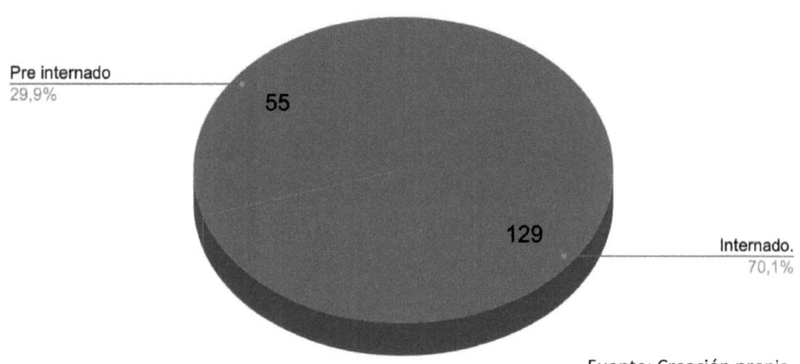

Fuente: Creación propia

70.1% de los estudiantes cursan el internado y el 29,9% cursan el pre internado. Con esto obtenemos el cumplimiento de la metodología implementada

Fuente: Creación propia

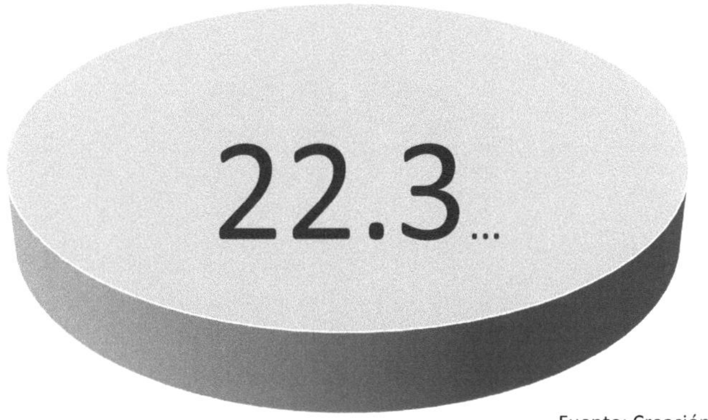

Fuente: Creación propia

El promedio de edad de los 184 estudiantes de pregrado es de 22.3 años cursando el pre e internado.

Gráfica No. 4 ¿Qué sexo tienes?

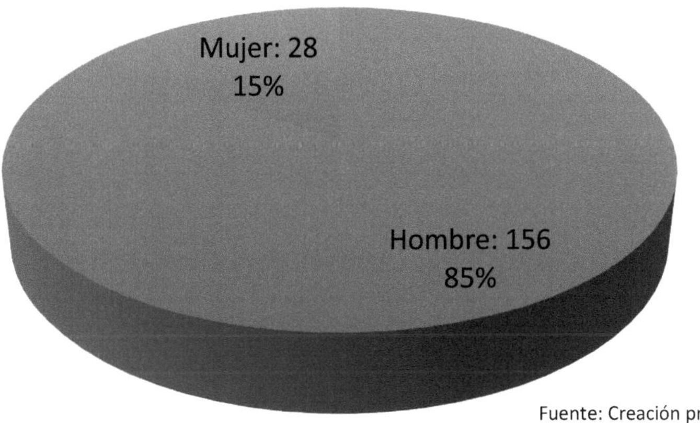

Fuente: Creación propia

85% de los estudiantes evaluados representa la mayoría de los varones mientras el 15% representa a mujeres.

Gráfica No. 5 ¿Cursaste alguna materia/asignatura sobre administración/calidad/seguridad en los servicios de salud?

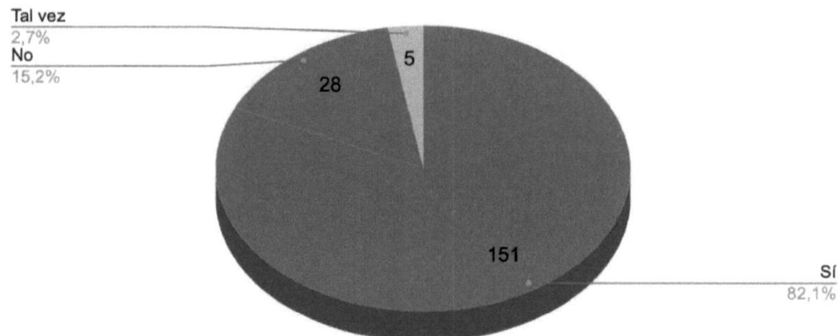

Fuente: Creación propia

82,1% cursaron alguna materia sobre administración/calidad/seguridad en los servicios de salud, 2,7% manifestó que tal vez la hayan cursado mientras que el 15,2% expreso no haber cursado alguna unidad de aprendizaje.

Gráfica No. 6 ¿El personal centra su atención en la calidad y seguridad del paciente?

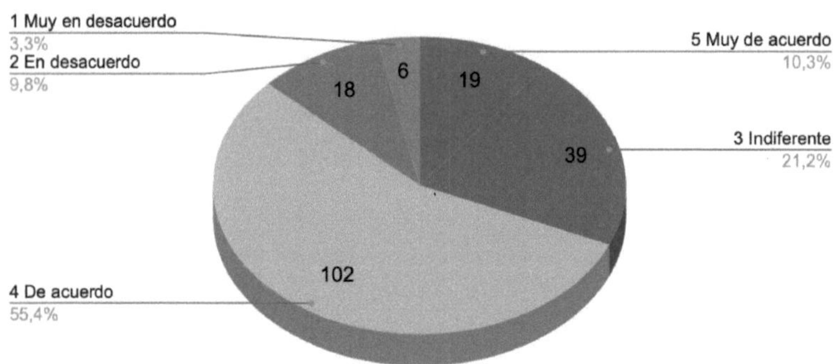

Fuente: Creación propia

55,4% centra su atención en la atención en la calidad y seguridad del paciente, 21,2% expresó indiferencia ante la atención, 10,3% muy de acuerdo, 9,8% en desacuerdo y 3,3% muy en desacuerdo.

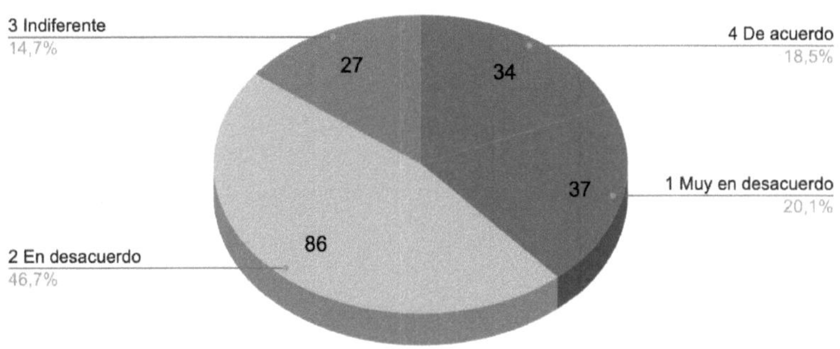

Fuente: Creación propia

46,7% estableció estar en desacuerdo en la carga laboral relacionado a que exista insuficiente personal, 20,1% muy en desacuerdo, 18,5% de acuerdo y 14,7% indiferente. Esto demuestra que el 66.8% manifiesta que no existe personal suficiente con la carga laboral

Gráfica No. 8 ¿Cuándo tenemos mucho trabajo, colaboramos todos como un equipo para atender de manera integral al paciente?
N=184

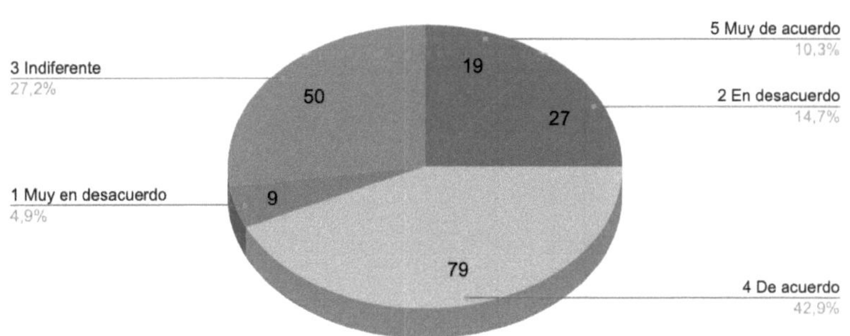

Fuente: Creación propia

42,9% manifestó estar de acuerdo durante la colaboración para atender de manera integral al paciente, 27,2% indiferente, 14,7% en desacuerdo, 10,3% muy de acuerdo y 2,9% muy en desacuerdo. Esto demuestra que un 53,2% trabaja en equipo.

Gráfica No. 9 ¿Existe un código de ética en la unidad? N=184

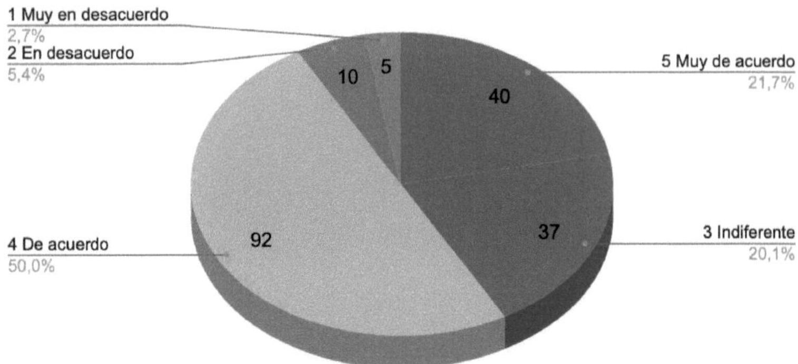

Fuente: Creación propia

50,0% esta de acuerdo en la existencia de un código de ética, 21,7% muy de acuerdo, 20,1% indiferente, 5,4% en desacuerdo y el 2,7% muy en desacuerdo. Esto demuestra que la mayoría considera que si existe un código de ética.

Gráfica No. 10 ¿La área dónde te encuentras esta certificada o acreditada? N=184

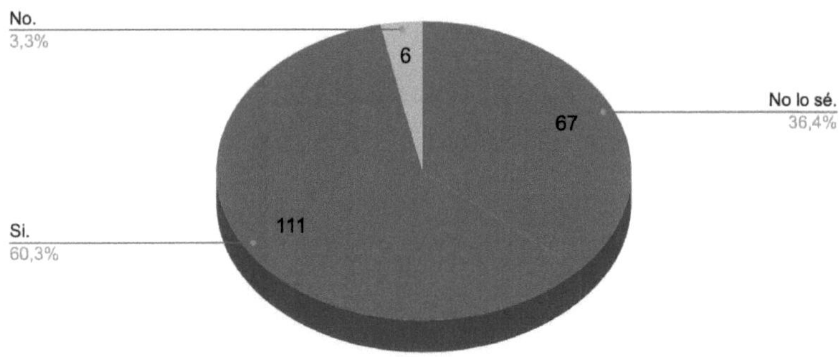

Fuente: Creación propia

60,3% considera que su área de práctica se encuentra certificada, 36,4% no lo sabe mientras que el 3,3% considera que no lo esta. Esto demuestra que la mayoría considera que si esta acreditada o certificada su área de enseñanza.

Gráfica No. 11 ¿Conoces el modelo establecido para la calidad
y seguridad del paciente del área? N= 184

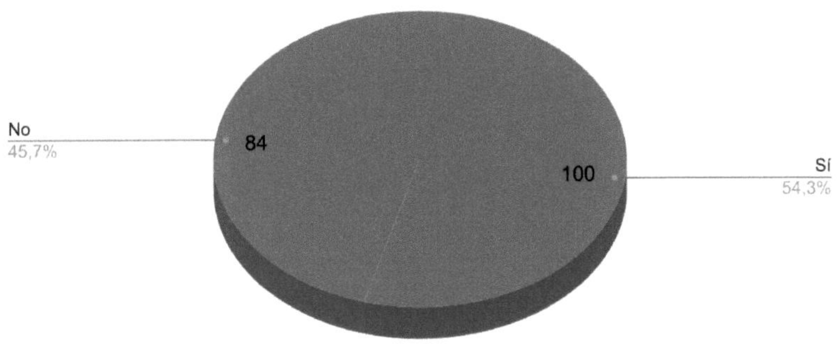

Fuente: Creación propia

*54,3% conoce el modelo establecido para la calidad y seguridad del paciente, mientras
que el 45,7% no conoce el modelo establecido por alguno de los hospitales.*

Gráfica No. 12 ¿Se puede proporcionar la mejor atención al
paciente con insumos y material? N=184

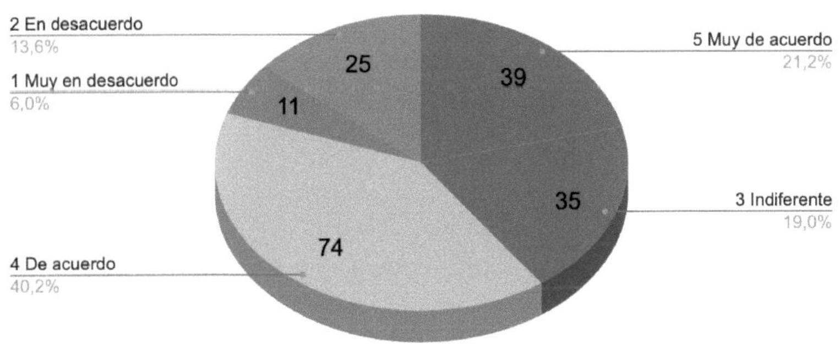

Fuente: Creación propia

*40,2% considera estar de acuerdo de otorgar mejor atención al paciente con material e
insumos, 21,2% muy de acuerdo, 19,0% indiferente, 13,6% en desacuerdo y 6,0% muy en
desacuerdo. Con esto obtenemos que un 61,4% considera que con material e insumos se
puede obtener una mejor atención.*

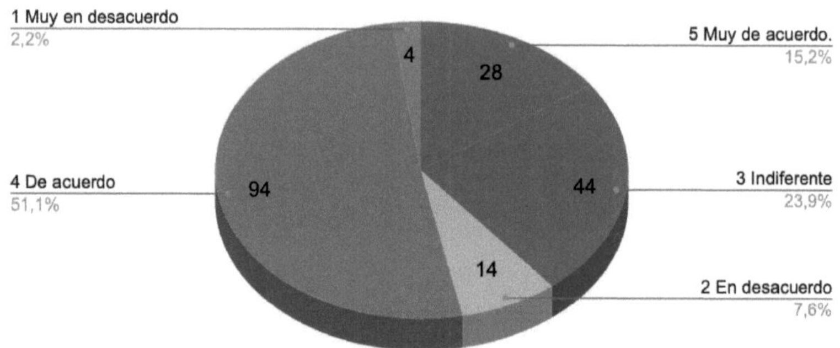

Fuente: Creación propia

El 51,1% considera que dentro de las organizaciones existen manuales operativos, 23,9% indiferente, 15,2% muy de acuerdo, 7,6% en desacuerdo y 2,2% muy en desacuerdo. Esto demuestra que el 63.3% considera que si están basados los manuales en la calidad y seguridad.

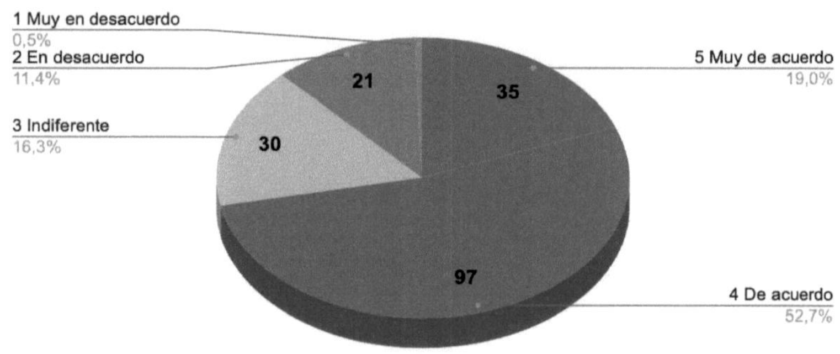

Fuente: Creación propia

El 52,7% demostró que, si desempeñan actividades dirigidas a mejorar la seguridad del paciente, 19,0% muy de acuerdo, 16,3% indiferente, 11,4% en desacuerdo y 0,5% muy en desacuerdo. Esto demostró que un 71,7% de la población dirige actividades a la seguridad.

Gráfico No. 15 ¿Impacta en la atención que haya demasiados sustitutos o personal temporal? N=184

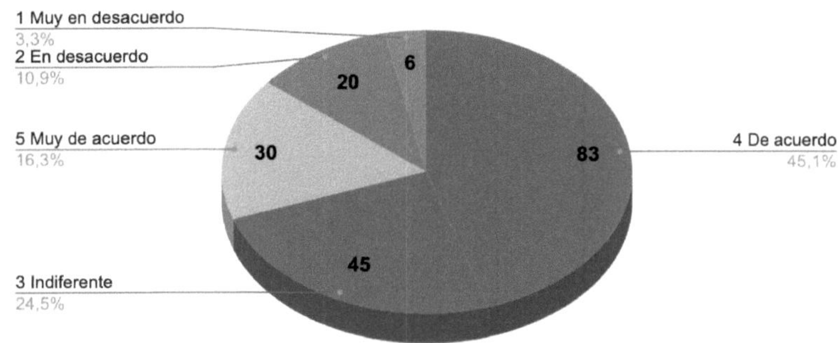

Fuente: Creación propia

El 45,1% considera que impacta la variación del personal, 24,5% indiferencia, 16,3% muy de acuerdo, 10,9% en desacuerdo, 3,3% muy en desacuerdo. Con base en esto el 61,4% considera que si afecta. Como dato importante la indiferencia demostró un punto de discusión por la importancia de esta gráfica.

Gráfica No. 16 ¿Si los compañeros o los superiores se enteran de que has cometido algún error, lo utilizan en tu contra? N–184

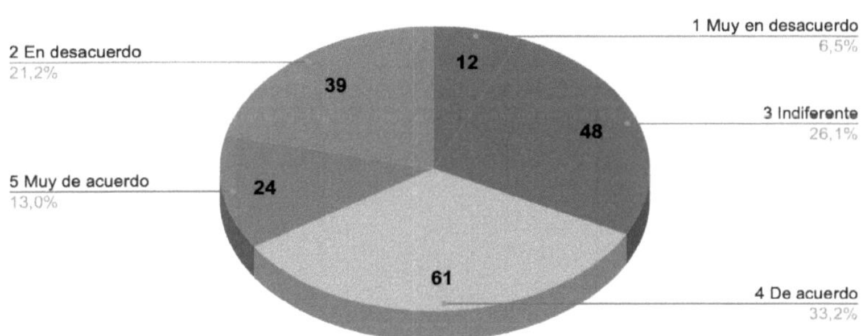

Fuente: Creación propia

El 33,2% manifestó que sí se utiliza en su contra algún tipo de error contra su contra, 26,1% indiferente, 21,2% en desacuerdo, 13,0% de acuerdo y 6,5% muy en desacuerdo. Con base en lo anterior el 46,2% manifestó que sí hay repercusiones. Como dato importante la indiferencia demostró un punto de discusión por la importancia de esta gráfica

Gráfica No. 17 ¿Cuándo se detecta algún fallo en la atención al paciente se llevan a cabo las medidas apropiadas para evitar que ocurra de nuevo? N= 184

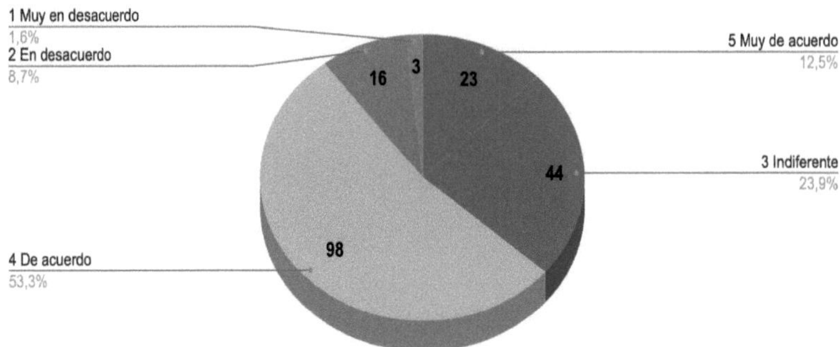

Fuente: Creación propia

El 53,3% considero que al ser detectado un fallo se llevan acabo medidas para evitar que vuelva a suceder, 23,9% indiferente, 12,5% muy de acuerdo, 8,7% en desacuerdo y 1,6% muy en desacuerdo. Esto demostró que 65.8% considera que si existen medidas para evitarlo. Como dato importante la indiferencia demostró un punto de discusión por la importancia de esta gráfica.

Gráfica No. 18 ¿No se producen más fallos por casualidad?
N= 184

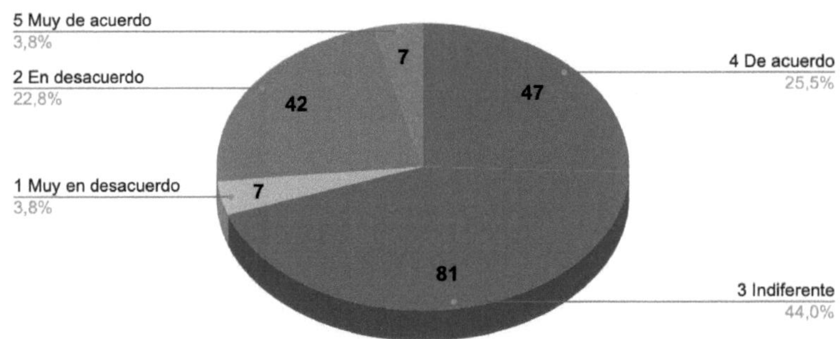

Fuente: Creación propia

El 44,0% considero que es indiferente la existencia de fallos por casualidad, 25,5% de acuerdo, 22,8% en desacuerdo, 3,8% muy de acuerdo y 3,8% muy de acuerdo. Como dato importante la indiferencia demostró un punto de discusión por la importancia de esta gráfica

Gráfica No. 19 ¿Cuándo alguien está sobrecargado de trabajo, suele encontrar ayuda en los compañeros? N= 184

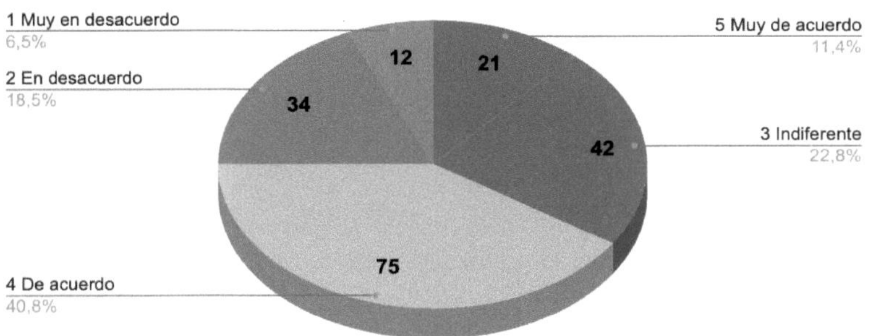

Fuente: Creación propia

El 40,8% consideró encontrar apoyo con sus compañeros durante la sobrecarga de trabajo, 22,8% indiferente, 18,5% en desacuerdo, 11,4% muy de acuerdo y 6,5% muy en desacuerdo. Esto demostró que el 52,2% encuentra apoyo con el equipo de trabajo. Como dato importante la indiferencia demostró un punto de discusión por la importancia de esta gráfica

Gráfica No. 20 ¿Cuándo se detecta algún fallo, antes de buscar la causa, buscan un "culpable"? N= 184

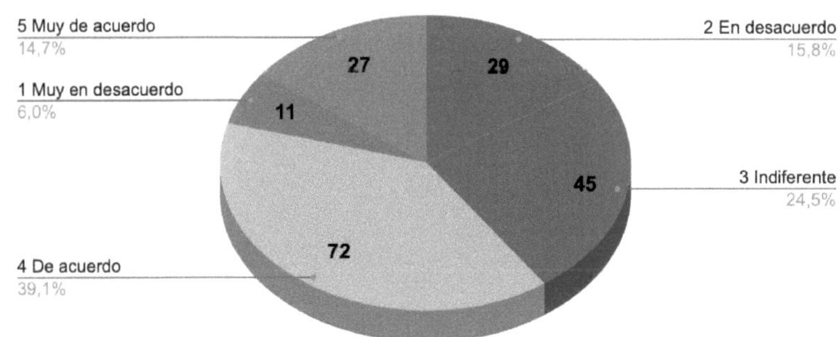

Fuente: Creación propia

El 39,1% consideró que buscan culpables debido a un fallo, 24,5% indiferente, 15,8% en desacuerdo, 14,7% muy de acuerdo y 6,0% muy en desacuerdo. Esto demostró que el 53,8% se siente asechado si llegaran a cometer un fallo.

Gráfica No. 21 ¿Los cambios qué hacemos para mejorar la
seguridad del paciente se evalúan para comprobar su efectividad?
N= 184

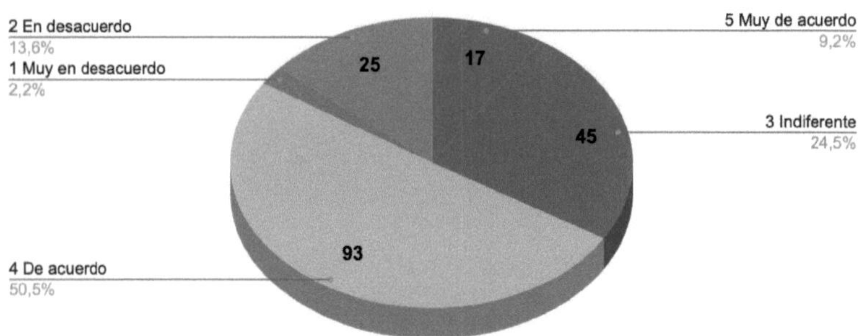

Fuente: Creación propia

El 50,5% consideró que existen cambios para mejorar la seguridad a través de mejoras comprobadas con su efectividad, 24,5% indiferente, 13,6% en desacuerdo, 9,2% muy de acuerdo y 2,2% muy en desacuerdo. Esto demuestra que 59.7% si se busca comprobar su efectividad.

Gráfica No. 22 ¿Trabajamos bajo presión para realizar
demasiadas actividades deprisa? N= 184

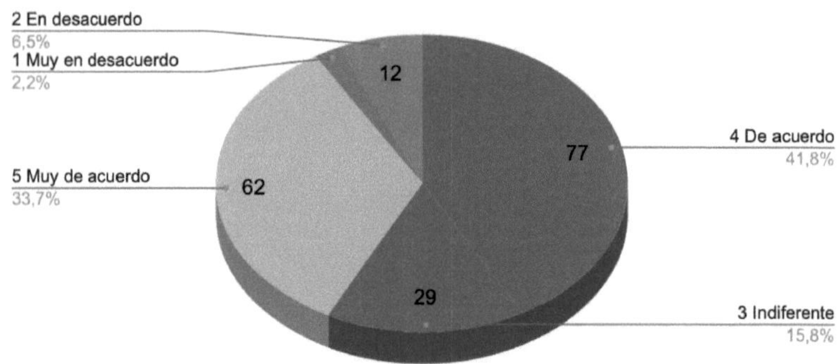

Fuente: Creación propia

El 41,8% consideró trabajar bajo presión debido a demasiadas actividades, 33,7% muy de acuerdo, 15,8% indiferente, 6,5% en desacuerdo y 2,2% en desacuerdo. Esto demostró que 77.5% trabaja bajo presión debido a tantas actividades.

Gráfica No. 23 ¿Nunca se aumenta el ritmo de trabajo si eso implica disminuir la seguridad del paciente? N= 184

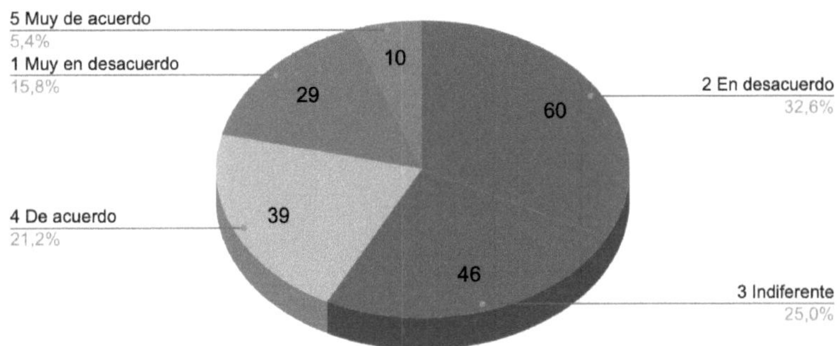

Fuente: Creación propia

El 32,6% consideró que el aumento de trabajo sigue aumentando a pesar de disminuir la carga de trabajo, 25,0% indiferente, 21,2% de acuerdo, 15,8% muy en desacuerdo y 5,4% muy de acuerdo. Esto demostró que el 48,4% de los estudiantes aumenta su carga de trabajo a pesar de que eso ponga en riesgo a los pacientes.

Gráfica No. 24 ¿Cuándo se comete un error, el personal teme que eso quede en su expediente? N= 184

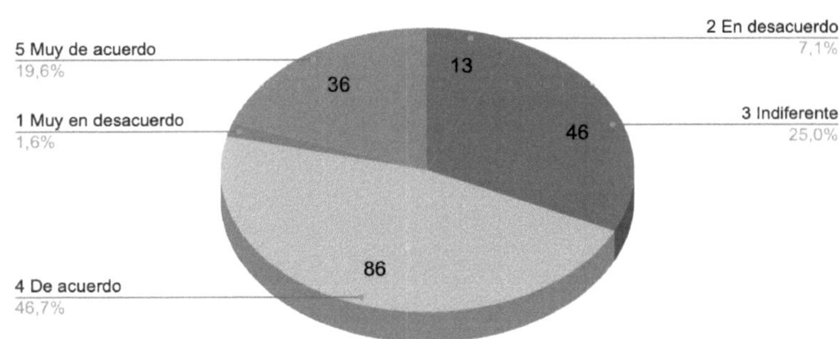

Fuente: Creación propia

El 46,7% demostró temor al cometer un error debido a que sea registrado, 25,0% indiferente, 19,6% muy de acuerdo, 7,1% en desacuerdo y 1,6% muy de acuerdo. Con base en lo anterior el 66,3 estableció temor debido a un registro del error. Como dato importante la indiferencia demostró un punto de discusión por la importancia de esta gráfica

Gráfica No. 25 ¿En esta unidad hay problemas relacionados con la "seguridad del paciente"? N= 184

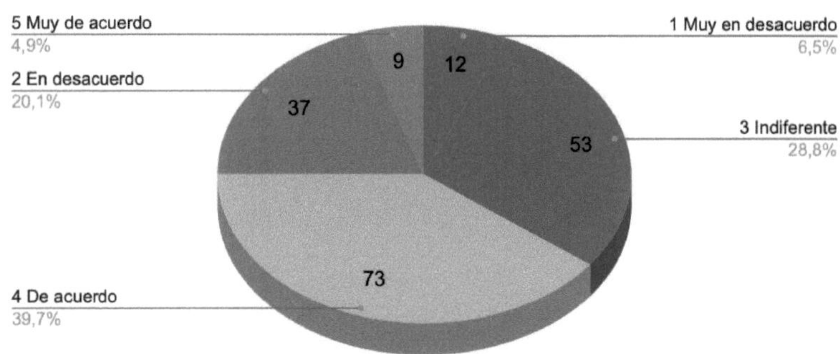

Fuente: Creación propia

El 39,7% consideró que existen problemas relacionados a la seguridad del paciente, 28%8% indiferencia, 20,1% en desacuerdo, 6,5% muy en desacuerdo y 4,9% muy de acuerdo. Esto demostró que el 44.6% refiere problemas relacionados a la seguridad.

Gráfica No. 26 ¿Nuestros procedimientos y medios de trabajo son buenos para evitar errores en la asistencia? N= 184

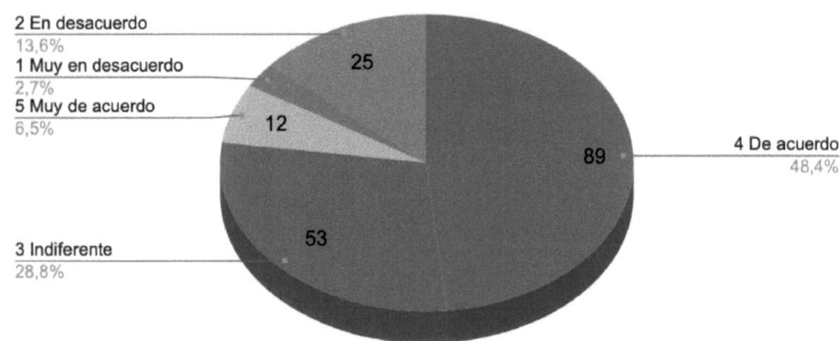

Fuente: Creación propia

El 48,4% consideró que las herramientas para desempeñar su práctica son suficiente para evitar errores, 28,8% indiferencia, 13,6% en desacuerdo, 6,5% muy de acuerdo y 2,7% muy en desacuerdo. Esto demostró 54.9% desarrolla buenos procedimientos para evitar errores.

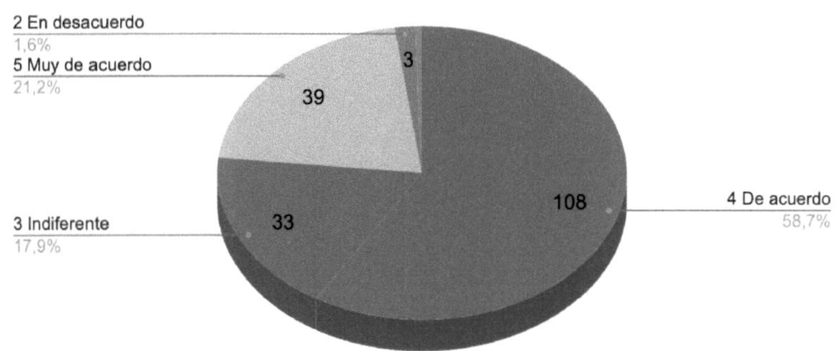

Fuente: Creación propia

El 58,7% consideró que, si existen medidas de seguridad para evitar riesgos, 21,2% muy de acuerdo, 17,9% indiferencia, 1,6% en desacuerdo y menor al 1% muy en desacuerdo. Esto demostró que un 79,9% conoce procesos de seguridad para evitar riesgos.

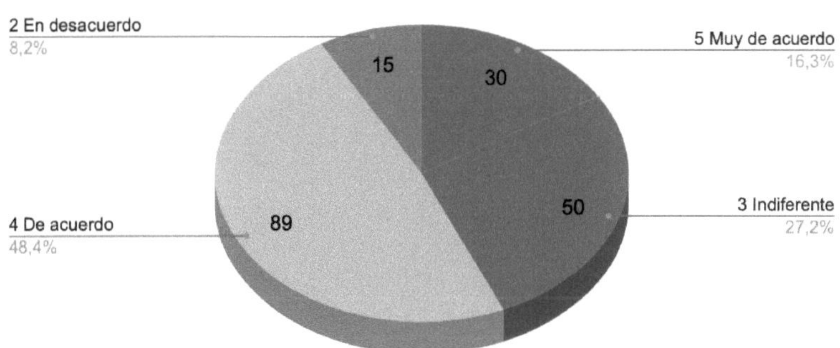

Fuente: Creación propia

El 48,4% consideró que sí se toman en cuenta las sugerencias que hacen los estudiantes para la mejora, 27,2% indiferente, 16,3% muy de acuerdo y el 8,2% en desacuerdo. Esto demuestra que el 64,7% de los estudiantes es tomada en cuenta sus sugerencias.

Gráfica No. 29 ¿Cuándo aumenta el trabajo, mi superior pretende
que trabajemos más rápido, aunque se pueda poner en riesgo la
seguridad del paciente? N= 184

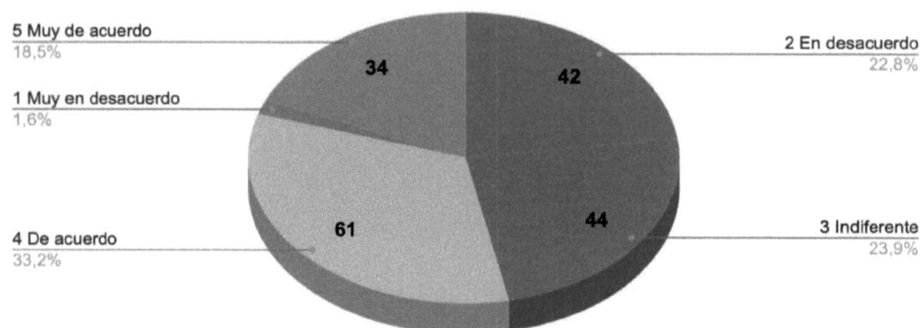

Fuente: Creación propia

El 33,2% consideró que, si se pretende que trabajen más rápido a pesar del riesgo para el paciente, 23,9% indiferente, 22,8% en desacuerdo, 18,5% muy de acuerdo y 1,6% muy en desacuerdo. Esto demostró que el 51.7% tiene la presión del superior al aumentar el trabajo.

Gráfica No. 30 ¿Mi superior pasa por alto los problemas de
seguridad del paciente que ocurren habitualmente? N= 184

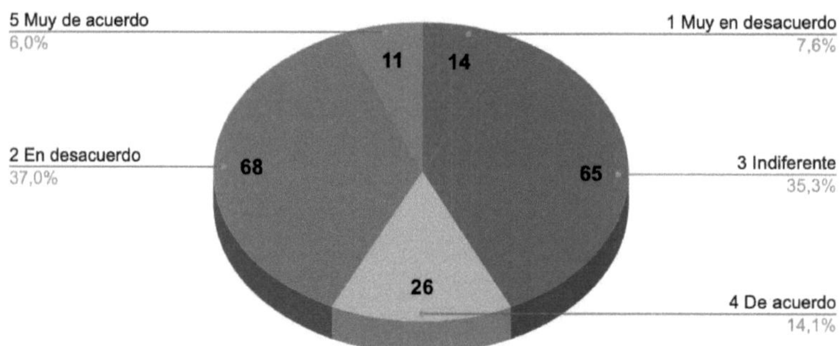

Fuente: Creación propia

El 37,0% consideró que el superior pasa por alto los problemas que suceden, 35,3% indiferencia, 14,1% de acuerdo, 7,6% muy en desacuerdo y 6,0% muy de acuerdo. Esto demostró que el 44.6% de los superiores pasa por alto los errores que ocurren habitualmente. Como dato sobresaliente, la indiferencia de los estudiantes demuestra una probabilidad de desconocimiento del rol del superior.

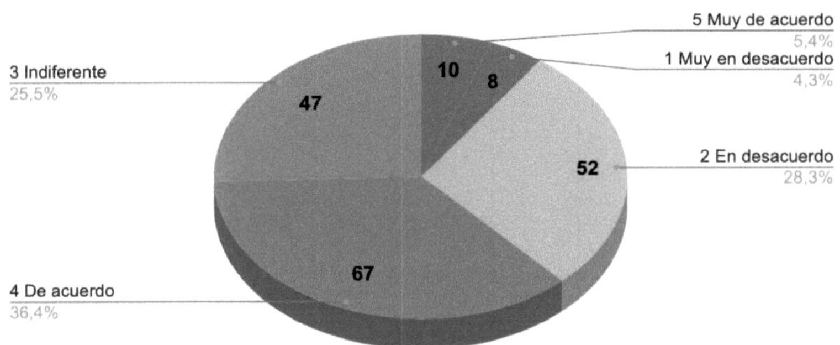

Fuente: Creación propia

El 36,4% consideró que existe un clima laboral favorable, 28,3% en desacuerdo, 25,5% indiferente, 5,4% muy de acuerdo y el 4,3% muy en desacuerdo. Esto demostró que existe una similitud entre los factores que favorecen, los que no lo favorecen y la indiferencia ante la seguridad del paciente.

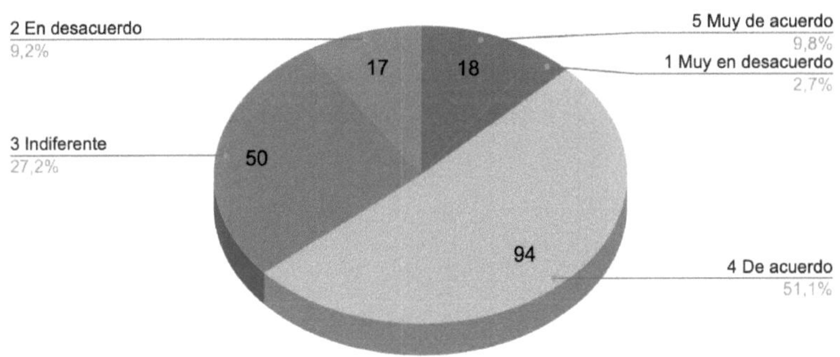

Fuente: Creación propia

El 51,1% consideró que las unidades hospitalarias cuentan con estándares de calidad y seguridad, 27,2% indiferente, 9,8% muy de acuerdo, 9,2% en desacuerdo y 2,7% muy en desacuerdo. Esto demostró que el 60,9% de los estudiantes conocen los estándares de calidad y seguridad de las unidades hospitalarias.

Gráfica No. 33 ¿Existen protocolos de traslado de información entre una unidad/servicio a otra que garanticen el correcto traslado de la misma? N= 184

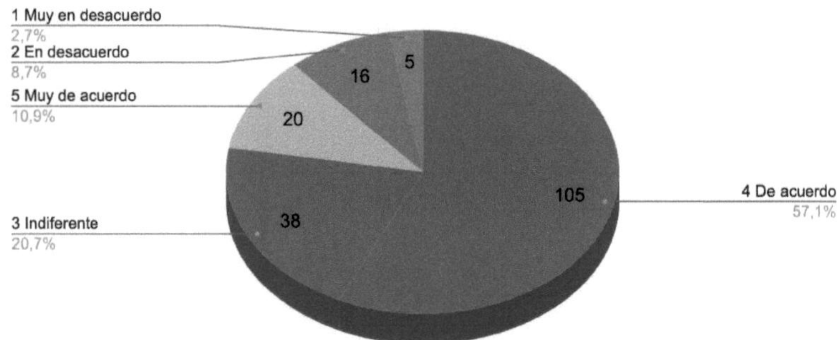

Fuente: Creación propia

El 57,1% consideró que sí existen medidas de traslado de información, aunque para esta investigación no se identifica el modo de traslado, 20,7% indiferente, 10,9% muy de acuerdo, 8,7% en desacuerdo y el 2,7% muy en desacuerdo. Esto demostró que el 68% mantiene alguna medida de traslado de información entre servicios y unidades.

Gráfica No. 34 ¿Hay una buena cooperación entre las unidades/servicios que tienen que trabajar conjuntamente? N= 184

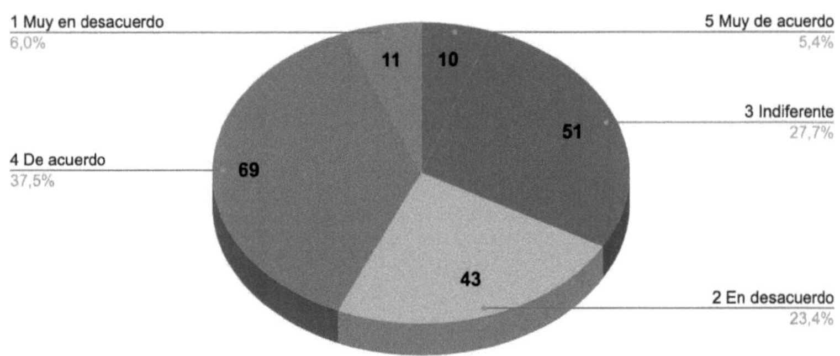

Fuente: Creación propia

El 37,5% consideró que existe buena cooperación entre servicios y unidades, 27,7% indiferente, 23,4% en desacuerdo, 6,0% muy en desacuerdo y el 5,4% muy de acuerdo. Esto demostró que el 42,9% trabaja conjuntamente contrario al 29,4% que no lo considera.

Gráfico 35 ¿En los cambios de turno se pierde con frecuencia información importante sobre la atención que ha recibido el paciente? N= 184

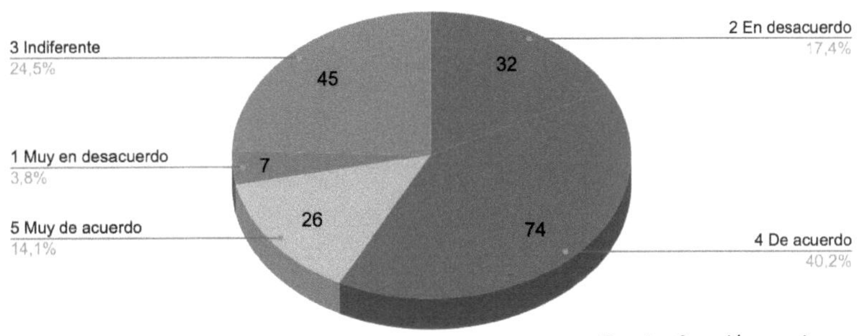

Fuente: Creación propia

El 40,2% consideró que, si existe perdida de información, 24,5% indiferente, 17,4% en desacuerdo, 14,1% muy desacuerdo y el 3,8% muy en desacuerdo. Esto demostró que el 54,3% establece perdida de información importante.

Gráfica No. 36 ¿Suele resultar incómodo tener que trabajar con personal de otros servicios/unidades sin tener la experiencia afín? N= 184

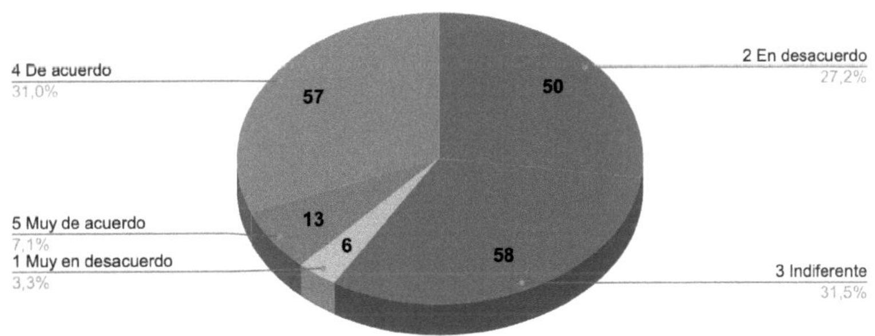

Fuente: Creación propia

El 31,5% consideró indiferente desarrollar su práctica con otro tipo de personal, 31,0% de acuerdo, 27,2% en descuerdo, 7,1% muy de acuerdo y el 3,3% muy en desacuerdo. Esto demostró que para los estudiantes es indiferente colaborar con personas sin experiencia a pesar de que si es importante.

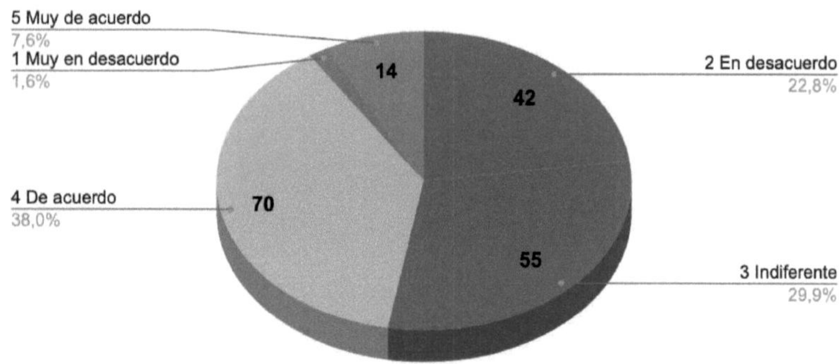

Gráfica No. 37 ¿El intercambio de información entre los diferentes servicios es habitualmente problemático? N= 184

Fuente: Creación propia

El 38,0% consideró problemático el intercambio de información, 29,9% indiferente, 22,8% en desacuerdo, 7,6% muy de acuerdo y el 1,6% muy en desacuerdo. Esto demostró la problemática de relacionar la información con el 45,6% entre servicios.

Gráfica No. 38 ¿El servicio muestra con hechos que la calidad y seguridad del paciente es una de sus prioridades? N= 184

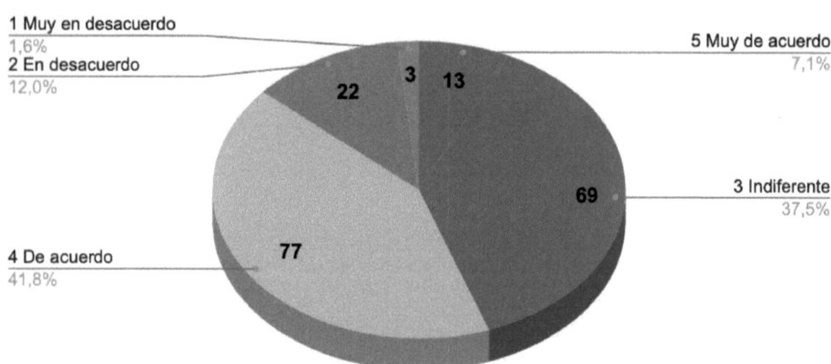

Fuente: Creación propia

El 41,8% consideró que, si se muestra con hechos la calidad y seguridad, 37,5% indiferente, 12,0% en desacuerdo, 7,1% muy de acuerdo y el 1,6% muy en desacuerdo. Esto demostró que 48,9% muestra con hechos la calidad y seguridad.

Gráfica No. 39 ¿El hospital sólo parece interesarse por la
seguridad del paciente cuando ya ha ocurrido algún suceso…

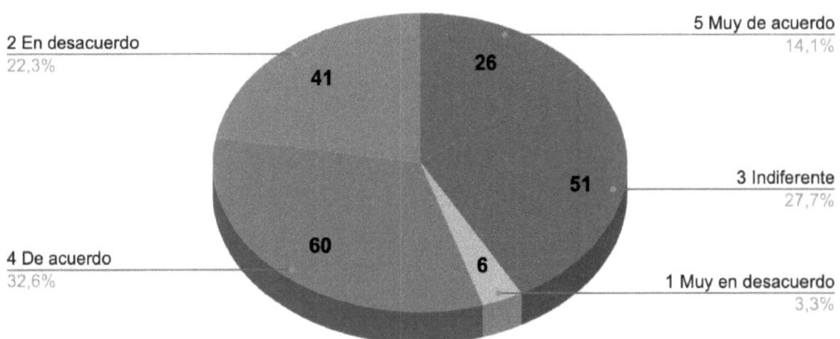

Fuente: Creación propia

*El 32,6% consideró estar de acuerdo en el interés del servicio hasta el momento en que
sucede algo, 27,7% indiferente, 22,3%, 14,1% y 3,3% muy en desacuerdo. Esto demostró
que el 46,7% considera que solo con sucesos los hospitales se interesan.*

Gráfica No. 40 ¿Los servicios/unidades trabajan de forma
coordinada entre sí para brindar calidad y seguridad al usuar…

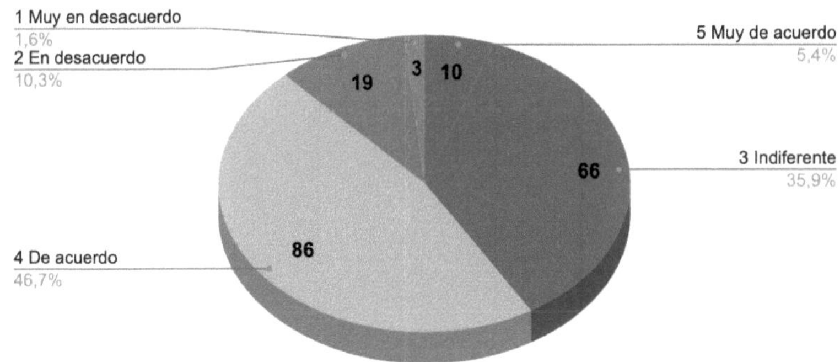

Fuente: Creación propia

*El 46,7% consideró que, si existe coordinación par brindar seguridad y calidad, 35,9%
indiferente, 10,3% en desacuerdo, 5,4% muy de acuerdo y el 1,6% muy en desacuerdo.
Esto demostró que el 52,1% trabajan bajo coordinación.*

Gráfica No. 41 ¿Surgen problemas en la atención de los
pacientes como consecuencia de los cambios de turno? N= 184

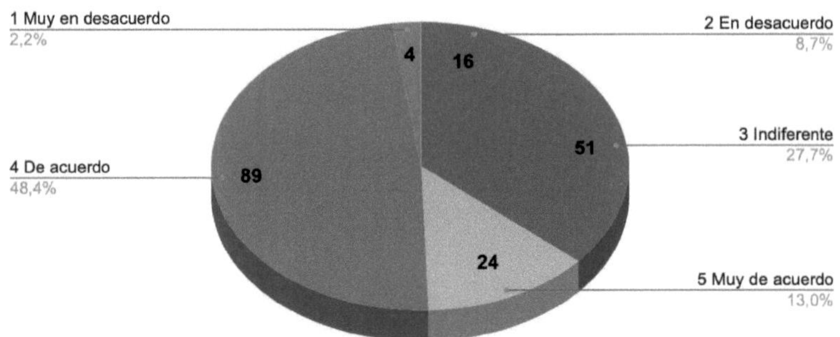

Fuente: Creación propia

*El 48,4% consideró la existencia de problemas debido a consecuencia del cambio de
turno, 27,7% indiferente, 13,0% muy de acuerdo, 8,7% en desacuerdo y el 2,2% muy en
desacuerdo. Esto demostró que el 61,4% consideró que si existen problemas debido al
cambio.*

Gráfica No. 42 ¿Cuándo notificamos algún incidente, nos informan
sobre qué tipo de actuaciones se han llevado a cabo? N= 184

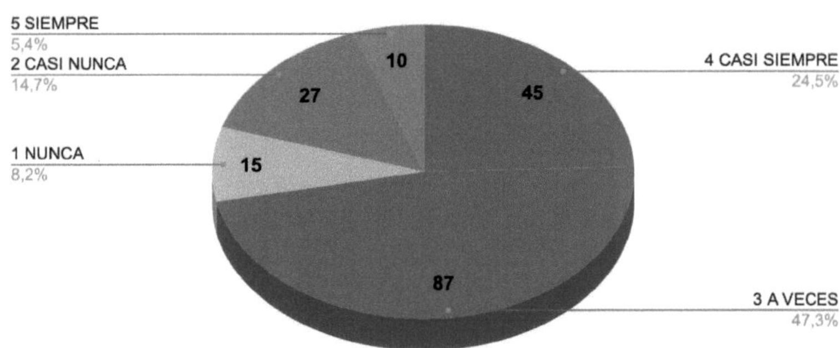

Fuente: Creación propia

*El 47,3% consideró que no siempre se le avisa el seguimiento ante algún incidente, 24,5%
casi siempre, 14,7% casi nunca, 8,2% nunca y el 5,4% siempre. Esto demostró que no
existe tendencia hacia la comunicación de seguimiento o es variable, según la percepción
de la persona.*

Gráfico No. 43 ¿Cuándo el personal ve algo que puede afectar
negativamente a la atención que recibe el paciente, habla de ello
con total libertad? N= 184

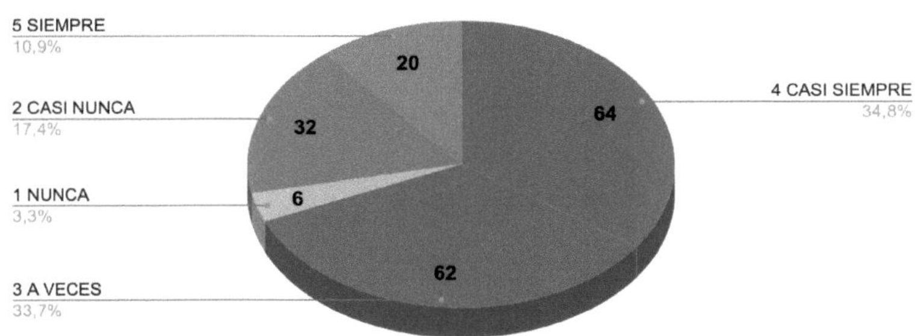

Fuente: Creación propia

El 34,8% consideró que de manera constante los estudiantes expresan la negativa ante una situación que ponga en riesgo al usuario, 33,7% a veces, 17,4% casi nunca, 10,9% siempre y 3,3% nunca. Esto demostró que existe una tendencia expresar lo que el estudiante piensa respecto al usuario.

Gráfica No. 44 ¿Se informa de los errores que ocurren?
N= 184

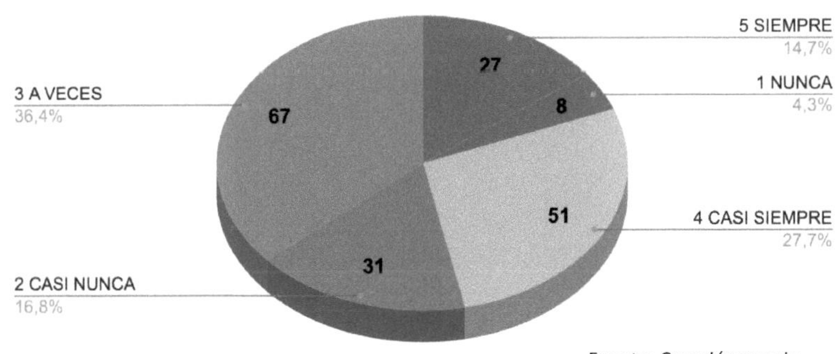

Fuente: Creación propia

El 36,4% consideró que a veces se comunican los errores que ocurren dentro de los hospitales, 27,7% casi siempre, 16,8% casi nunca, 14,7% siempre y el 4,3% nunca. Esto demostró que existe una tendencia de los hospitales para comunicar los errores.

Gráfico No. 45 ¿El personal puede cuestionar con total libertad
las decisiones o acciones de sus superiores? N= 184

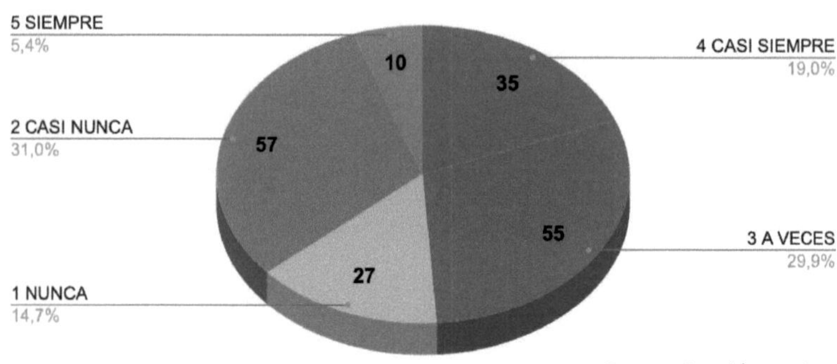

Fuente: Creación propia

*El 31,0% consideró que no tiene la libertad de cuestionar con libertad a los superiores,
29,9% a veces, 19,0% casi siempre, 14,7% nunca y el 5,4% siempre. Esto demostró que
el 45,7% no puede cuestionar con libertad a los superiores.*

Gráfica No. 46 ¿En mi servicio/unidad discutimos de qué manera se
puede evitar que un error vuelva a ocurrir para garantizar la calidad y
seguridad del usuario? N= 184

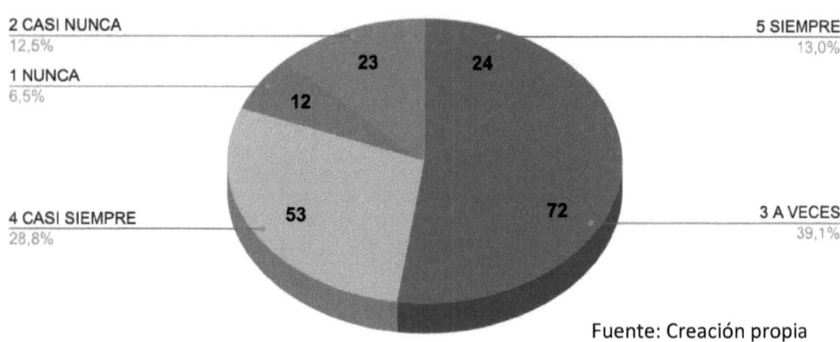

Fuente: Creación propia

*El 39,1% consideró que existen momentos que abordan para garantizar evitar un error,
28,8% casi siempre, 13,0% siempre, 12,5% casi nunca y el 6,5% nunca. Esto demostró
que de alguna manera toman medidas para disminuir errores, pero no de manera
constante.*

Gráfico No. 47 ¿El personal teme hacer preguntas sobre lo que parece que se ha hecho de forma incorrecta? N= 184

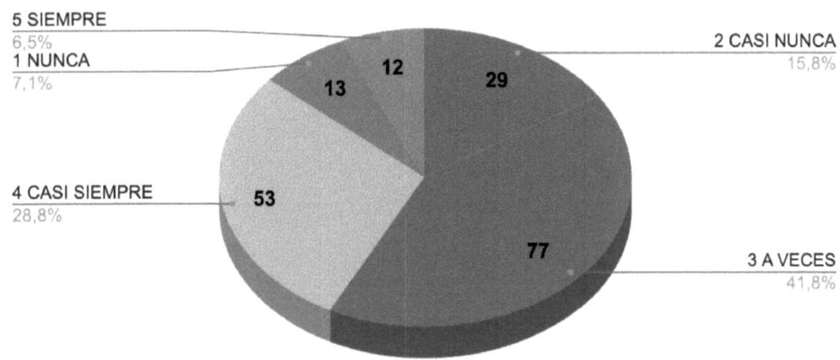

Fuente: Creación propia

El 41,8% consideró tener tendencia a temer sobre lo que pudo hacer de manera incorrecta, 28,8% casi siempre, 15,8% casi nunca, 7,1% nunca y el 6,5% siempre. Esto demostró que existe temor por parte de los estudiantes para cuestionar sobre los errores.

Gráfica No. 48 ¿Se notifican los errores que son descubiertos y corregidos antes de afectar al paciente? N= 184

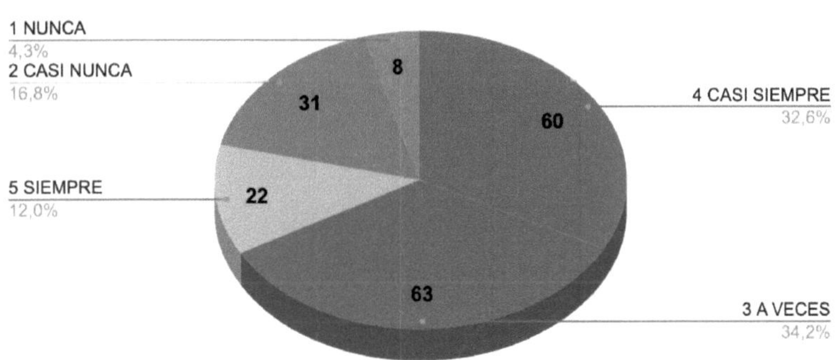

Fuente: Creación propia

El 34,2% consideró que, si se notifican de manera parcial los errores descubiertos, 32,6% casi siempre, 16,8% casi nunca, 12,0% siempre y el 4,3% nunca. Esto demostró una tendencia a la notificación oportuna del error.

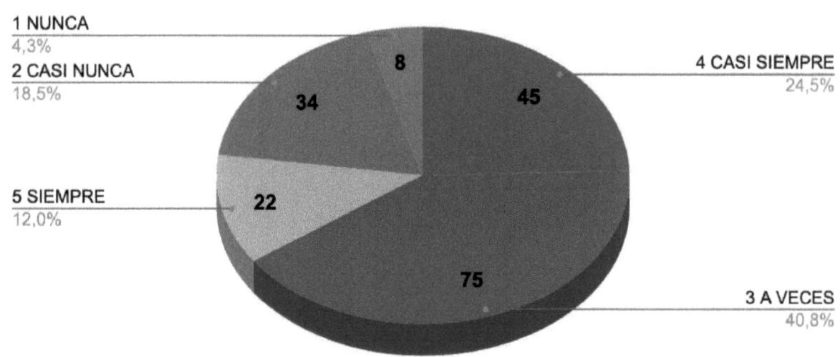

Fuente: Creación propia

El 40,8% consideró que parcialmente notifican los errores que van a dañar al paciente, 24,5% casi siempre, 18,5% casi nunca, 12,0% siempre y el 4,3% nunca. Esto demostró la tendencia a la mejora de la notificación ante un evento que previsiblemente dañe al paciente.

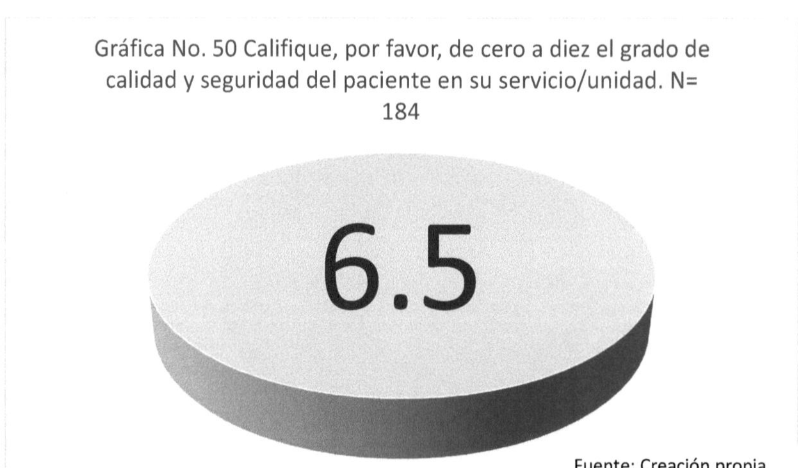

Fuente: Creación propia

Nota: resultado obtenido de la suma total de respuestas otorgadas entre el número de muestra.

Gráfica No. 51 ¿Cuántas horas por semana trabaja
habitualmente en este hospital?. N= 184

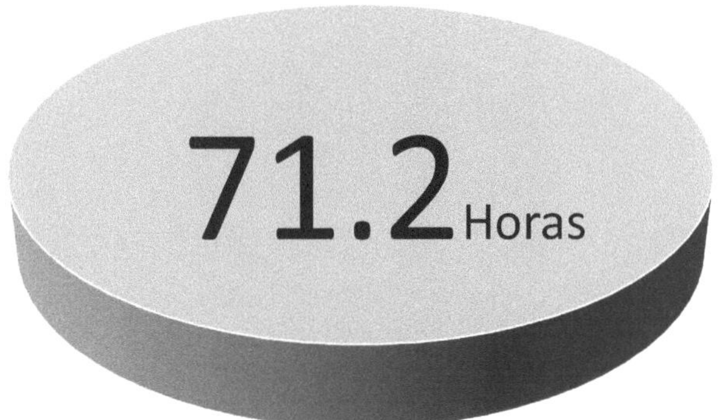

Nota: resultado obtenido de la suma total de respuestas otorgadas entre el número de muestra. Esto demostró que el promedio que los estudiantes pasan por día dentro de los hospitales es de 14.24 horas.

Gráfica No. 52 Durante el último año ¿Cuántos incidentes
has cometido? N= 184

Nota: resultado obtenido de la suma total de errores registrados durante el instrumento de evaluación.

Gráfica No. 53 Cuándo se recibe verbalmente órdenes sobre tratamientos, cuidados o procedimientos a realizar, el personal que las recibe repite en voz alta la orden recibida a quien la emite, para asegurarse que ha sido bien comprendida. N= 184

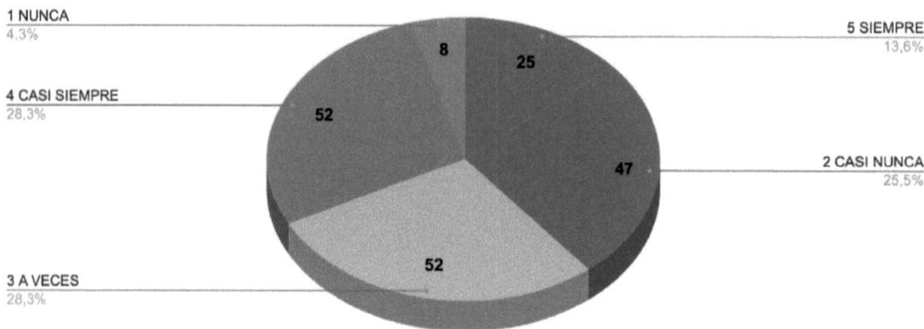

El 28,3% consideró que existen tendencia hacia la repetición de ordenes verbales, 28,3% a veces, 25,5% casi nunca, 13,6% siempre y el 4,3% nunca. Esto demostró una tendencia a la notificación de ordenes para asegurar que ha sido bien comprendida.

Gráfica No. 54 ¿Se elaboran informes o resúmenes de historias clínicas de memoria, sin tener delante toda la documentación (análisis, informes radiológicos, medicación administrada, etc)? N= 184

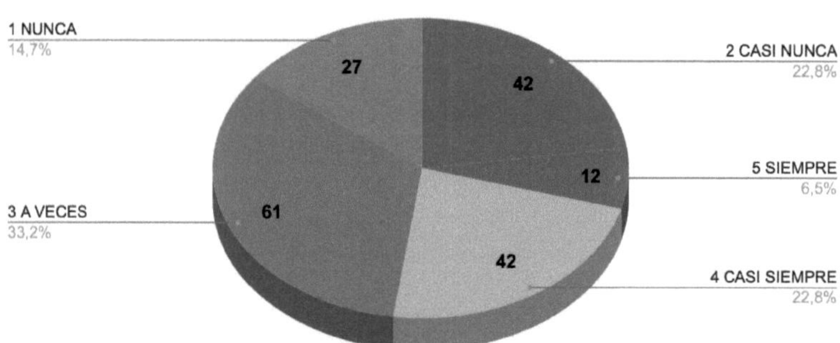

El 33,2% consideró que a veces se elaboran los informes o resúmenes sin tener toda la documentación, 22,8% casi siempre, 22,8% casi nunca, 14,7% nunca y el 6,5% siempre. Como observación importante en esta imagen, existe incongruencia entre las respuestas debido a su implementación del área operativa.

Gráfico No. 55 ¿Cuándo se reciben verbalmente órdenes sobre tratamientos, cuidados o procedimientos a realizar, el personal que las recibe las anota en el documento clínico que corresponde? N= 184

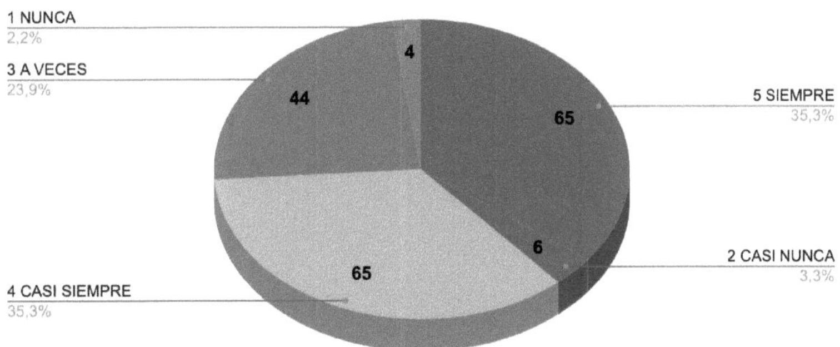

El 35,3% realiza siempre los registros correspondientes dentro del documento, 35,3% casi siempre, 23,9% a veces, 3,3% nunca y el 2,2% nunca. Esto demuestra la tendencia del 70.6% para el registro dentro del documento clínico correspondiente.

Gráfica No. 56 ¿Antes de realizar una nueva prescripción se revisa el listado de medicamentos que está tomando el paciente? N= 184

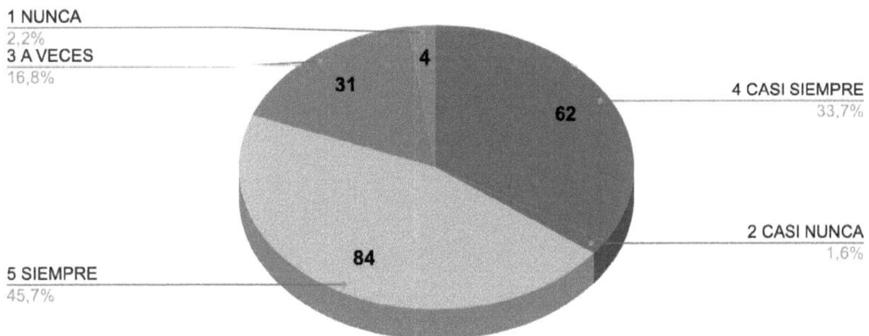

El 45,7% siempre revisa los medicamentos previos ante una nueva prescripción, 33,7% casi siempre, 16,8% a veces, 2,2% nunca, 1,6% casi nunca. Esto demuestra un apego a la normatividad vigente con el 79.4% de apego.

Gráfica No. 57 ¿Cualquier información que afecte al diagnóstico del paciente es comunicada de forma clara y rápida a todos los profesionales implicados en la atención de ese paciente? N= 184

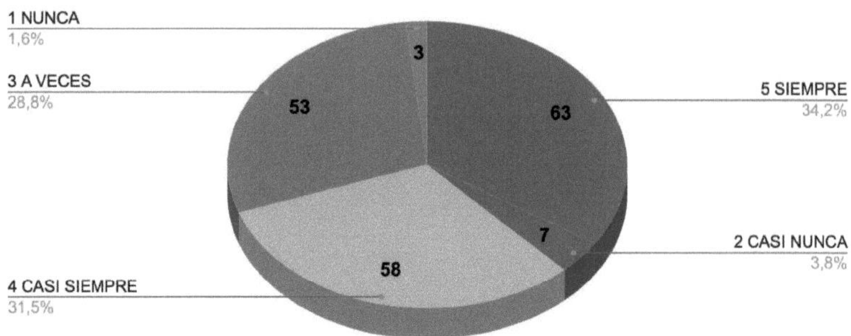

El 34,2% comunica de forma clara a todo el equipo cualquier situación que afecte al usuario, 31,5% casi siempre, 28,8% a veces, 3,8% casi nunca y el 1,6% nunca. Esto demostró que el 65,7% comunica la de forma clara y rápida la información.

Gráfica No. 58 Antes de que firme el consentimiento informado, se pide al paciente o a su representante que repita lo que ha entendido de las explicaciones recibidas sobre posibles riesgos y complicaciones de la intervención, exploración o tratamiento implicado. N= 184

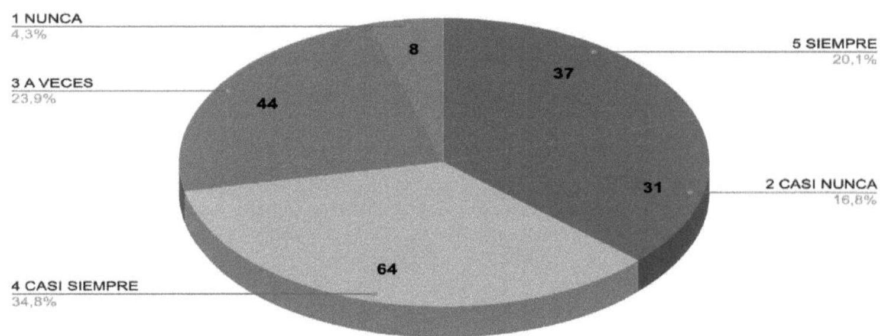

El 34,8% casi siempre le pide al usuario que repita lo que ha entendido, 23,9% a veces, 20,1% siempre, 16,8% casi nunca y el 5,3% nunca. Esto demuestra la tendencia del 54.9%. de apego a la normatividad vigente en materia de consentimiento informado.

Gráfica No. 59 ¿Aplicas los principios, teorías, métodos y estrategias de la administración y la calidad en los servicios de salud? N= 184

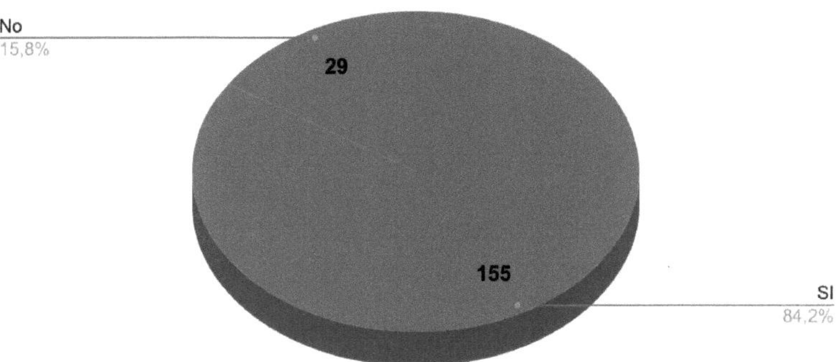

El 84,2% considera que cumple con las características que establece el perfil de egreso de la U.A, mientras que el 15,8% no lo considera.

Gráfica No. 60 ¿Desarrollas herramientas para el análisis y reflexión de modelos y métodos administrativos aplicables a l…

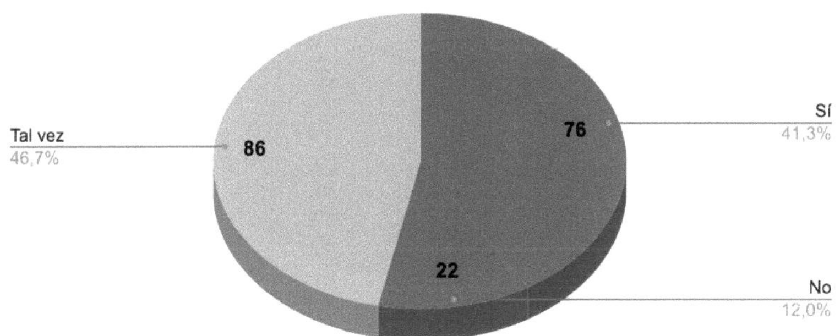

El 41,3% considera que cumple con las características que establece el perfil de egreso de la U.A, mientras que el 46,7% menciona tal vez desarrollarlas y el 15,8% no lo considera.

Gráfica No. 61 ¿Identificas y comprendes los principios y paradigmas básicos de la administración y calidad en los servicios de salud? N= 184

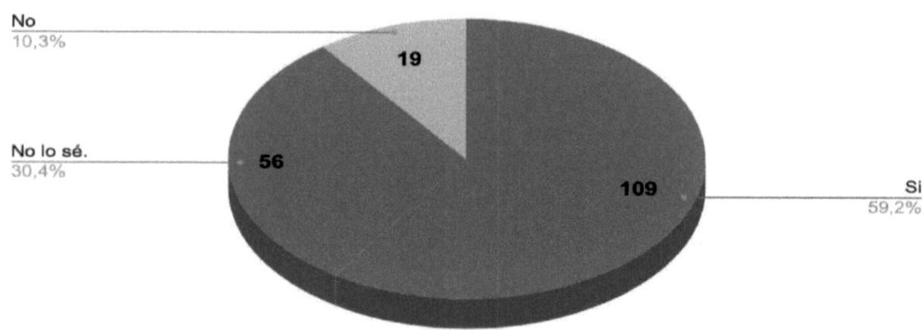

El 59,2% considera que cumple con la identificación y comprende los principios que establece el perfil de egreso de la U.A, mientras que el 30,4% menciona tal vez desarrollarlas y el 10,3% no lo considera.

Gráfica No. 62 ¿Agrupas contenidos que fortalecen la adquisición de conocimientos y técnicas para el desarrollo administrativo y de calidad de los servicios de salud? N= 184

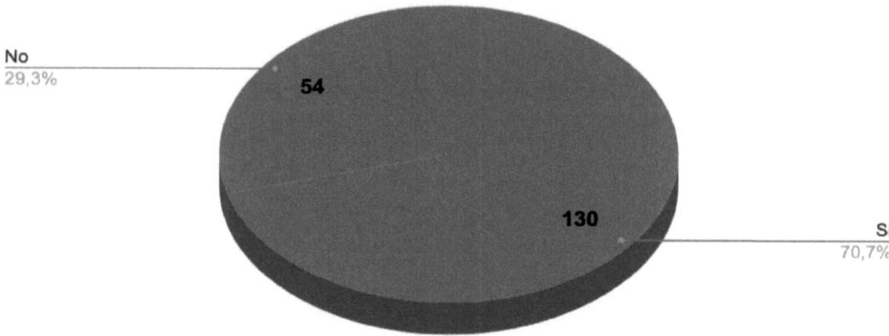

El 70,7% considera que agrupa los contenidos que fortalecen la administración de los servicios de salud que comprende los principios que establece el perfil de egreso de la U.A, mientras que el 30,4% menciona tal vez desarrollarlas y el 10,3% no lo considera.

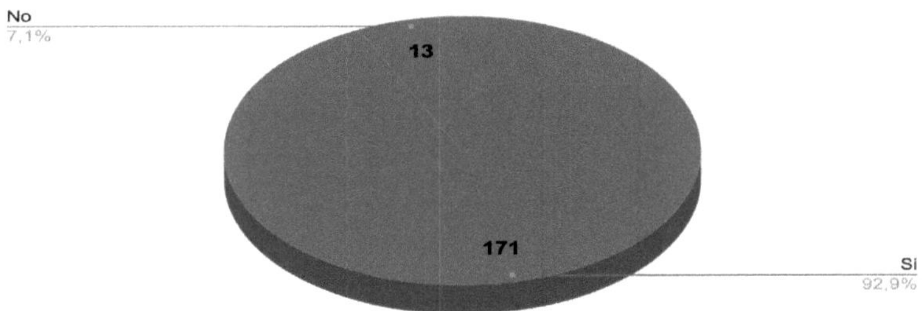

Gráfica No. 63 ¿Desarrolla una actitud reflexiva y crítica hacia el conocimiento y práctica en la mejora de la calidad de los servicios de salud? N= 184

El 92,9% considera desarrollar una actitud reflexiva y crítica hacia la mejora de la administración de los servicios de salud que comprende los principios que establece el perfil de egreso de la U.A, mientras que el 30,4% menciona tal vez desarrollarlas y el 7,1% no lo considera

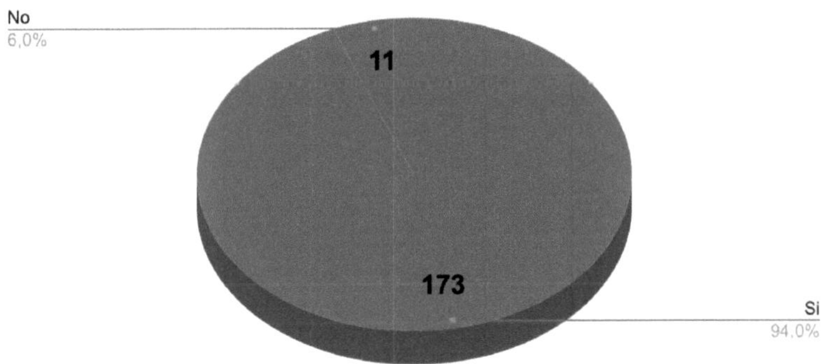

Gráfica No. 64 ¿Demuestra la capacidad de trabajo en equipo a través de la interacción, liderazgo y comunicación eficaz y asertiva? N= 184

El 94,0% considera que demuestra capacidad de trabajar en equipo que comprende los principios que establece el perfil de egreso de la U.A, mientras que el 6,0 no lo considera.

Discusión

Los datos obtenidos en esta investigación fueron comparados con tres documentos rectores indispensables para la licenciatura de medico cirujano y partero.

1. Plan de Desarrollo Institucional de la Universidad de Guadalajara 2014-2018, desde el eje de docencia y aprendizaje.
2. Plan de Desarrollo del Centro Universitario de Ciencias de la Salud 2014-2030 desde el anexo 4 Diagnóstico y Prospectiva por Eje Temático.
3. Programa educativo de Médico Cirujano y Partero desde la perspectiva del perfil de egreso y la formación integral.

A diferencia de las demás licenciaturas del centro universitario, la <u>carrera</u> de medicina cuenta con certificación internacional por la calidad de excelencia a través de los diferentes estándares de calidad educativa. Situación que la coloca como punto de referencia para las distintas disciplinas impartidas en el centro universitario. Estos puntos de referencia tienen como objetivo identificar las fortalezas y debilidades para que sirvan de punto de partida para el desarrollo de estrategias de mejora en función de la calidad y seguridad del paciente, el cual esta plasmada por los tratados internacionales de la Organización Mundial de la Salud y la literatura medica vigente en materia de Calidad y Seguridad. Partimos de la idea de confrontar estos documentos con lo plasmado estratégicamente para enriquecer la discusión.

- El primero es el plan de Desarrollo Institucional de la Universidad de Guadalajara cuyo objetivo es la guía que nuestra universidad tomará como desarrollo rector de transcendencia internacional, la cual, esta representada por la contextualización de la educación en el mundo y el caso de México a través de sus ejes estratégicos: Docencia y Aprendizaje, Investigación y Posgrado, Vinculación, Extensión y Difusión, Internacionalización y Gestión y Gobierno. Siendo de trascendencia para esta investigación la de **Docencia y Aprendizaje.** (UDG-PID, 2019)

- El segundo es resultado del propio Plan de Desarrollo del Centro Universitario de Ciencias de la Salud como gestión de autonomía otorgada por la normatividad universitaria en la cual se plasma el plan de acción ante las nuevas tendencias sociales. Para caso de esta investigación compararemos el anexo 4 Diagnóstico y Prospectiva por Eje Temático. (PD-CUCS, 2019)

- El tercero es resultado plasmado para el ejercicio del plan educativo de la carrera en medico cirujano y partero como parte a las respuestas sociales en materia de salud adscrita a la Universidad de Guadalajara en el Centro Universitario de Ciencias de la Salud. (CUCS-MCP, 2019)

A continuación, se describen los aspectos más importantes de la investigación en la que se relaciones los tres bloques comparativos:

En esta investigación se analizaron 184 cuestionarios con lo que obtuvimos un 100% de aceptación de los estudiantes al desarrollar las gestiones correctas para su aplicación. Tenemos como desventaja al no conocer en la actualidad una investigación relacionada a las funciones de la calidad y seguridad de los estudiantes de medicina en pregrado por lo que este principio será de gran utilidad para la innovación educativa de la educación superior.

Nuestra discusión se agrupa a través de tres bloques plasmados a continuación:

Bloque 1	Plan Institucional de Desarrollo UDG (PID-UDG)
Bloque 2	PID-CUCS anexo 4 Diagnostico y Prospectiva por Eje Temático (PID-CUCS)
Bloque 3	Plan educativo de la Carrera en MCP. (PE-MCP)

1. El 82,1% cursaron algún curso sobre administración/calidad/seguridad en los servicios de salud, 2,7% manifestó que tal vez la hayan cursado mientras que el 15,2% expreso no haber cursado alguna unidad de aprendizaje. Esto responde a los ejes prioritarios del PID-UDG al garantizar

el acceso a la docencia de calidad, mientras que en el PID-CUCS plasma una discrepancia ya que no todos los evaluados adscritos como estudiantes a los hospitales civiles ha cursado alguna unidad de aprendizaje en materia de administración, calidad y/o seguridad dentro del plan educativo de las diferentes universidades.

2. El 55,4% centra su atención en la atención en la calidad y seguridad del paciente, 21,2% expresó indiferencia ante la atención, 10,3% muy de acuerdo, 9,8% en desacuerdo y 3,3% muy en desacuerdo. El resultado obtenido con relación a las directrices del PID-CUCS plasma la operatividad de los resultados en los procesos de enseñanza aprendizaje. Más otorga una complicación en relación con la actualización del PID-CUCS en los resultados obtenidos del 47% en las habilidades tales como la comunicación. Como resultado del perfil de egreso plasmado por el PE-MCP que resalta la comunicación asertiva.

3. El 42,9% manifestó estar de acuerdo durante la colaboración para atender de manera integral al paciente, 27,2% indiferente, 14,7% en desacuerdo, 10,3% muy de acuerdo y 2,9% muy en desacuerdo. Esto demuestra que un 53,2% trabaja en equipo. Este resultado muestra la correlación entre el PID-UDG en el objetivo 2 para generar ambientes innovadores que faciliten el proceso de enseñanza aprendizaje, el PID-CUCS establece considerar la evaluación de los estándares internacionales. El PE-MCP expresa la importancia de la capacitación integral del alumno. Véase Gráfica No. 8.

4. El 50,0% esta de acuerdo en la existencia de un código de ética, 21,7% muy de acuerdo, 20,1% indiferente, 5,4% en desacuerdo y el 2,7% muy en desacuerdo. Esto demuestra que la mayoría considera que si existe un código de ética. El PID-UDG plasma los valores rectores de la universidad entre los que destaca la honestidad, para el PID-CUCS propone la formación docente a través de los cursos fundamentados en diagnósticos

éticos de apoyo para ejercer la practica docente. Para el PE-MCP identifica desde el perfil de ingreso la capacidad del alumno la sensibilidad de comprender la conducta humana. Véase Gráfica No. 9.

5. El 60,3% considera que su área de práctica se encuentra certificada, 36,4% no lo sabe mientras que el 3,3% considera que no lo esta. Esto demuestra que la mayoría considera que si esta acreditada o certificada su área de enseñanza. En el PID-UDG se plasmó en el objetivo No. 2 la generación de ambientes innovadores que faciliten el proceso de enseñanza-aprendizaje, acción que caracteriza la certificación de los servicios de salud. Desde la perspectiva del PID-CUCS, el modelo complejo de la Ecología de la Innovación y la Ciencia es considerada como factor clave en los países como México. El PE-MCP, establece la integración de conocimientos de las competencias profesionales integradas de manera prioritaria en los hospitales civiles de guadalajara. Véase gráfica No. 10.

6. El 52,7% demostró que, si desempeñan actividades dirigidas a mejorar la seguridad del paciente, 19,0% muy de acuerdo, 16,3% indiferente, 11,4% en desacuerdo y 0,5% muy en desacuerdo. Esto demostró que un 71,7% de la población dirige actividades a la seguridad. El PID-UDG establece las garantías indispensables para el ejercicio de la educación al ser una universidad pública con base en esto la circularidad del pensamiento complejo del modelo educativo ante la seguridad del paciente. El PID-CUCS establece estándares de calidad aplicables a los estudiantes de pregrado a través de la carga horario-práctica que fundamente las competencias operativas necesarias para adquirir la practica necesaria. Desde el PE-MCP plasma una carga horaria de la siguiente manera:

   a. Área de formación básica común con un total de 384 horas equivalente a 40 créditos.

b. Área de formación básica particular obligatorio con un total de 4656 horas equivalente a 441 créditos.

c. Área de especialización selectiva con un total de 408 horas equivalente a 36 créditos.

d. Área de formación operativa abierta con un total de 268 horas equivalente a 26 créditos.

Con base en lo anterior se identifico que solo existe una unidad de aprendizaje para la capacitación en los saberes teóricos, prácticos y formativos citada anteriormente en el marco teórico. Esto deja como resultado una brecha de mejora entre la realidad social de la medicina y la carga educativa deficiente en materia de calidad y seguridad del usuario. Véase Gráfica No.14.

7. El 50,5% consideró que existen cambios para mejorar la seguridad a través de mejoras comprobadas con su efectividad, 24,5% indiferente, 13,6% en desacuerdo, 9,2% muy de acuerdo y 2,2% muy en desacuerdo. Esto demuestra que 59.7% si se busca comprobar su efectividad. El PID-UDG establece en el objetivo No. 1 la ampliación y diversificación de la matricula con altos estándares de calidad con lo que su estrategia para asegurar que cuenten con reconocimiento nacional e internacional. El PID-CUCS responde a ello a través del aumento de integrantes al Sistema Nacional de Investigadores, para motivo de esta investigación corresponde al departamento de salud publica con 19 investigadores. El PE-MCP establece como estándar de calidad la evaluación del personal docente que imparte las diferentes unidades de aprendizaje que garanticen la comprobación de la efectividad en la atención. Véase gráfica No. 21.

8. El 51,1% se considera que las unidades hospitalarias cuentan con estándares de calidad y seguridad, 27,2% indiferente, 9,8% muy de acuerdo, 9,2% en desacuerdo y 2,7% muy en desacuerdo. Esto demostró que el 60,9% de los estudiantes conocen los estándares de calidad y

seguridad de las unidades hospitalarias. El PID-UDG establece en el objetivo No. 2 la mejora de la calidad en los procesos por lo que en su estrategia se fundamenta la capacitada de fortalecer los mecanismos de evaluación, con visión académica. Para el PID-CUCS se identifico la calidad educativa como eje de calidad en el empoderamiento del estudiante como resultado de las turarías al tener un alza en el seguimiento de los estudiantes en medicina. Por lo que el PE-MCP cumple con los estándares que garanticen la seguridad en los hospitales. Véase gráfica No. 32.

9. El 38,0% consideró problemático el intercambio de información, 29,9% indiferente, 22,8% en desacuerdo, 7,6% muy de acuerdo y el 1,6% muy en desacuerdo. Esto demostró la problemática de relacionar la información con el 45,6% entre servicios. A pesar de las estrategias establecidas por el PID-UDG los resultados obtenidos contraponen la visión teórica de la UDG con los resultados arrojados. El PID-CUCS retoma este fundamento al expresar un aumento en la transparencia de la información, proceso que en el PE-MCP demuestra una necesidad de mejora entre lo documentado y la realidad obtenida en los estudiantes al relacionar la información. Véase gráfica No. 37

10. El 34,8% se considera que de manera constante los estudiantes expresan la negativa ante una situación que ponga en riesgo al usuario, 33,7% a veces, 17,4% casi nunca, 10,9% siempre y 3,3% nunca. Esto demostró que existe una tendencia expresar lo que el estudiante piensa respecto al usuario. Para este caso el PID-UDG cuyo fundamento en el pensamiento critico expresa la calidad educativa en a formación, esto lo fundamenta el PID-CUCS como resultado de la exigencia para el ingreso a la carrera de MCP por lo que el PE-MCP propicia en los estudiantes el pensamiento critico como resultado de la enseñanza aprendizaje. Véase gráfica No. 43.

11. El resultado de los 184 participantes evaluó en escala de 0 a 10 la calidad y seguridad desempeñada en materia de funciones con un resultado del 6.5 puntos. Este resultado es alarmante debido a los objetivos plasmados por el PID-UDG que pretenden la estandarización de la calidad como resultado de los procesos del PID-CUCS al estar acreditada por el CENEVAL. En lo anterior se presenta una oportunidad de mejora entre lo antes mencionado y lo plasmado en el PE-MCP al existir un resultado bajo en relación con la calidad educativa. Véase gráfica No. 50.

12. El total de horas registradas de los 184 evaluados dio como resultado de 71.2 horas por semana. Esto demostró que el promedio que los estudiantes pasan por día dentro de los hospitales es de 14.24 horas. Este resultado demuestra una contrariedad total ante los principios del PID-UDG, un abuso educativo ante la carga horaria del PID-CUCS con una carga tan extensa y una cultura educativa intrínseca a la historia de la medicina al creer que en el PE-MCP entre más pasas en el hospital más aprendes. Esto a pesar de que existe una malla curricular y trayectoria sugerida Véase Gráfica No 51.

Evaluación de las Competencias Profesionales Integradas

13. El 84,2% considera que cumple con las características que establece el perfil de egreso de la U.A, mientras que el 15,8% no lo considera. El PID-UDG, como eje rector para la formación de profesionales de la salud expresa la estandarización del cumplimiento de estándares nacionales e internacionales al estar posicionada como la segunda universidad más importante del país por ello el perfil de egreso demuestra un estándar de calidad. Para el PID-CUCS la calidad educativa significa parte de un eje transversal que coloca al estudiante como su centro de trabajo en el proceso de enseñanza aprendizaje y con ello el PE-MCP obtuvo en 2015 la

acreditación del Consejo Mexicano para la Acreditación de la Educación Médica A.C. del 24 de junio de 2015 al 24 de junio de 2020. Véase Gráfica No. 59 y (Anexo No. 4)

14. El 41,3% considera que cumple con las características que establece el perfil de egreso de la U.A, mientras que el 46,7% menciona tal vez desarrollarlas y el 15,8% no lo considera. Este resultado contrapone lo plasmado por el PID-UDG al tener un resultado por debajo del mínimo aprobatorio por lo que representa una brecha entre lo plasmado y la realidad que también se refiere en el PID-CUCS como resultado de las gestiones en la actualización del proceso de enseñanza aprendizaje. El PE-MCP predispone una oportunidad de mejora para este rasgo importante del proceso de enseñanza de la medicina. Véase Gráfica No. 60.

15. El 59,2% considera que cumple con la identificación y comprende los principios que establece el perfil de egreso de la U.A, mientras que el 30,4% menciona tal vez desarrollarlas y el 10,3% no lo considera. Estos resultados contraponen los plasmados en el PID-UDG y del PID-CUCS al no cumplir con los estándares previstos tenido como resultado que el PE-MCP plasma en su malla curricular sólo una carga horaria de 34 horas para toda la carrera. Esto lo coloca como deficiente en comparación a los altos estándares que busca la Universidad de Guadalajara en su vanguardia educativa. Véase gráfica No. 61.

16. El 70,7% considera que agrupa los contenidos que fortalecen la administración de los servicios de salud que comprende los principios que establece el perfil de egreso de la U.A, mientras que el 30,4% menciona tal vez desarrollarlas y el 10,3% no lo considera. En este caso existe una alineación eficiente entre los postulados del PID-UDG y la respuesta que plasma el PID-CUCS como agrupación de contenidos educativos innovadores. Situación que coloca al PE-MCP como sobresaliente ante los

resultados obtenidos en la evaluación del examen CENEVAL durante el ciclo 2019 "A". Véase gráfica No. 62.

17. El 92,9% considera desarrollar una actitud reflexiva y crítica hacia la mejora de la administración de los servicios de salud que comprende los principios que establece el perfil de egreso de la U.A, mientras que el 30,4% menciona tal vez desarrollarlas y el 7,1% no lo considera. El PID-UDG plasma de manera fundamental el pensamiento critico y la relación entre la teoría de sistemas de la sociedad mexicana con lo que el PID-CUCS detecta la creatividad de juicio científico a través de los estándares en aumento de los académicos pertenecientes al Sistema Nacional de Investigadores, por lo que, el PE-MCP cuenta con la capacidad de metacognición para la toma de decisiones en materia de las funciones de calidad y seguridad del usuario. Véase gráfica No. 63.

18. El 94,0% considera que demuestra capacidad de trabajar en equipo que comprende los principios que establece el perfil de egreso de la U.A, mientras que el 6,0 no lo considera. El PID-UDG, plasma la singularidad de la colectividad al demostrar su capacidad de brindar acceso a todo el estado de Jalisco como universidad pública, el PID-CUCS identifica la trascendencia al brindar a través de las necesidades sociales plasmadas en desarrollo estratégico como parte de los postulados por la UNESCO en materia de competencias profesionales integradas. Esto plasma en el PE-MCP la capacidad de la colaboración entre los saberes teóricos, prácticos y formativos relacionados a la práctica médica y el trabajo en equipo centrado en las funciones de calidad y seguridad. Véase gráfica No. 64.

Conclusiones

1. El instrumento desarrollado para esta investigación basado en un instrumento validado ha demostrado la consistencia interna y podría ser pauta para la elaboración de un instrumento especifico para la evaluación de las competencias profesionales integradas en función de la calidad y seguridad. En este estudio analizamos a 184 estudiantes. Que pudiera ser aplicado en primer lugar en el hospital civil.

2. Los datos obtenidos de los estudiantes en nuestro estudio demostraron que los estudiantes de medicina adquieres las habilidades teóricas relacionadas al perfil de egreso de la unidad de aprendizaje a través de la capacitación en la práctica mediante el conocimiento de los modelos de calidad y seguridad hospitalarios, los cuales se relacionan con la acreditación y certificación hospitalaria.

3. Los resultados obtenidos de los estudiantes relacionados al perfil de egreso en los saberes prácticos demostraron una alta tendencia a la sobrecarga educativa que representa estudiar medicina durante el internado. Situación que deja en desventaja la relación entre la teoría y la práctica al tener una carga mayor a la practica que no se relaciona con la calidad y seguridad.

4. Los saberes formativos representan una oportunidad muy marcada en los resultados obtenidos en esta investigación, a través de los resultados obtenido en las encuestas se demostró la falta de compromiso y valores ante la labor humana en función de la calidad y seguridad del usuario. Las evaluaciones expresadas por cada uno de ellos fueron clasificadas en mínimas aceptables con resultados que cuestionan la carga horaria entre la enseñanza aprendizaje de medicina.

5. Los estudiantes de medicina pasan demasiado tiempo en los hospitales por decisión propia a pesar de que existen limitantes para su permanencia. Esto esta relacionado al número de errores ocasionados de los 184 encuestados al tener 88 errores, de los cuales ninguno fue reportado.

6. El PID-UDG plasma la innovación como eje rector de esta casa de estudios, sin embargo, no clasifica de manera acertada la necesidad de centrar la educación en modelos administrativos que propicien de saberes teóricos, prácticos y formativos a los alumnos de pregrado que garanticen las funciones de calidad y seguridad en los servicios de salud como eje de investigación, operación. Por lo que la reingeniería de la licenciatura con visión centrada en la dignidad humana y calidad y seguridad del usuario como prioridad en la enseñanza aprendizaje como respuesta a las necesidades actuales de salud.

7. Existe una brecha educativa que demostró a través de esta investigación la necesidad de generar planes educativos que basen áreas de especialización en la administración de la calidad en los servicios de salud ya que actualmente solo se tienen registrados en los posgrados procesos de enseñanza aprendizaje. Esto conlleva gran dificultad para el ejercicio profesional al mantenerlas especializadas y no básicas en la universidad de Guadalajara.

8. Los estudiantes de medicina representaron análisis reflexivos de los modelos durante su práctica médica los cuales se basaron principalmente en la toma de decisiones para el diagnostico medico. Esto coloca como ineficiente la valoración administrativa en los servicios de salud en los cuales tengan la necesidad centrada en la seguridad

9. Los estudiantes encuestados identificaron de manera asertiva la necesidad de la mejora de la calidad y las funciones para ejecutar la seguridad del usuario como resultado de esta investigación.

10. Es alarmante el conocimiento administrativo que desempañan los practicantes al manifestar el desconocimiento de las políticas y normas aplicables a la gestión de la calidad y seguridad del usuario para ejecutar las funciones del perfil de competencia profesional.

11. Los resultados obtenidos comprenden los principios y paradigmas que aplican a la administración, sin embargo, la operación de estos en los servicios de salud requiere de una rigurosidad científica tangible y sistematizada.

12. Esta investigación demostró la agrupación de los contenidos que fortalecen el desarrollo de habilidades administrativas que elaboran la calidad y la seguridad al no tener una representatividad en el PE-MCP actualmente.

Recomendaciones

1. Realizar una revisión del PE-MCP que incorpore unidades de aprendizaje con una mayor carga horaria en el centro universitario de ciencias de la salud. Actualmente existe una carga de 32 horas. Situación que deja en desventaja a los alumnos al ser 18 teoría y 16 práctica.

2. Integrar unidades de aprendizaje al PE-MCP que integren una carga horaria semestral dentro del perfil de competencias profesionales integradas en materia de administración de la calidad en los servicios de salud en la cual el perfil de egreso sea el adquirir las competencias teóricas, practicas y formativas en las funciones de calidad y seguridad.

3. Proponer la creación de posgrados a través del PID-UDG basados en la administración de los servicios de salud cuyo enfoque sea la profesionalización sistematizada del personal de salud.

4. Visualizar la creación de posgrados a través del PID-CUCS basados en la calidad y seguridad en los servicios de salud no solo en medicina, sino en todas las carreras dentro del centro universitario.

5. Evaluar el PE-MCP por organismos internacionales expertos en administración de la calidad en los servicios de salud y seguridad del paciente a través de las buenas prácticas durante el proceso de enseñanza aprendizaje.

6. Capacitar a los docentes en el fundamento del pensamiento critico y evaluación sistémica de la plantilla actual que garantice el perfil de competencia necesaria para impartir las unidades de aprendizaje.

7. Desarrollar la colaboración entre centros universitarios y temáticos que garanticen la sistematización de la enseñanza actual de la unidad de aprendizaje en el CUCS, CUTONALA, CUALTOS, CUCOSTA y CUSUR.

Bibliografía

CGCE. (17 de enero de 2019). *Coordinación General de Control Escolar*. Obtenido de Actual Calendario Escolar para Centros Universitarios 2018 - 2019: http://www.escolar.udg.mx/calendario-escolar/proximo-calendario-escolar-para-centros-universitarios-2018-2019

CGS. (12 de marzo de 2017). *Consejo General de Salubridad*. Obtenido de Certificación: www.CGS.com/estudianteponte_estudiar

CGS. (10 de abril de 2018). *Consejo General de Salubridad.* Obtenido de Acreditación y Certificación: http://www.csg.gob.mx/contenidos/CB2013/informacion_general.html

LGS. (07 de junio de 2019). *Secretaria de Salud.* Obtenido de Ley General de Salud: http://www.salud.gob.mx/cnts/pdfs/LEY_GENERAL_DE_SALUD.pdf

Liao, J., Etchegaray, J., Williams, S., Berger, D., Bell, S., & Thomas, E. (12 de enero de 2019). *Assessing Medical Students' Perceptions of Patient Safety: The Medical Student Safety Attitudes and Professionalism Survey*. Obtenido de Wolters Kluwer: https://insights.ovid.com/crossref?an=00001888-201402000-00036

CIEP. (19 de septiembre de 2019). *Guía de Carreras*. Obtenido de Carrera de Médico Cirujano y Partero: http://guiadecarreras.udg.mx/carrera-de-medico-cirujano-y-partero/

Corrigan, J. M. (2005). *Crossing the quality chasm, Building a Better Delivery System*. EUA: s/f.

Crocker, R., Fartán, P., Huerta, J., Cuevas, L., González, M., López, A., . . . Zambrano, R. (15 de enero de 2019). *Modelo Educativo del Centro Universitario de Ciencias de la Salud.* Obtenido de enfoque de competencias laborales a CPI en el CUCS: http://www.cucs.udg.mx/avisos/ModeloEducativo(Agosto27).pdf

CUCS. (19 de Enero de 2018a p. 1-5). *Departamento de Salud Pública*. Obtenido de Academia de Administración: http://pregrado.udg.mx/sites/default/files/unidadesAprendizaje/i8560_administracion_de_los_ser_de_salud.pdf

CUCS. (27 de enero de 2018b p. 2). *Departamento de Salud Pública*. Obtenido de Academia de Administración: http://pregrado.udg.mx/sites/default/files/unidadesAprendizaje/i8560_administracion_de_los_ser_de_salud.pdf

CUCS. (03 de febrero de 2019). *Médico Cirujano y Partero*. Obtenido de Portal de Programas Educativos de Pregrado: http://www.pregrado.udg.mx/Centros/Temáticos/CUCS/medico-cirujano-y-partero/sugerencia-trayectoria

CUCS-MCP. (15 de octubre de 2019). *Centro Universitario de Ciencias de la Salud-Médico Cirujano y Partero*. Obtenido de Guía de la Licenciatura en Médico Cirujano y Partero: http://www.cucs.udg.mx/guiasAlumnos/medicina.pdf

AMFEM. (18 de enero de 2019). *Asociación Mexicana de Facultades y Escuelas de Medicina, A.C.* Obtenido de Educación Médica en México: http://www.amfem.edu.mx/index.php/publicaciones/libros/14-educacion-medica-mexico

Beneitone, P., Esquetini, C., González, J., Maletá, M. M., Siuti, G., & Wagenaar, R. (2007). *Reflexiones y perspectivas de la Educación Superior en América Latina.* Universidad de Deusto y Universidad de Groningen. España: RGM, S.A.

DSP. (17 de septiembre de 2019). *Departamento de Salud Pública.* Obtenido de Docencia y Aprendizaje, Academias: http://www.cucs.udg.mx/saludpublica/academias

Huerta Amezola, J. J., & al., E. (2014). Pensamiento Complejo en la Enseñanza por Competencias Profesionales Integrales. En J. J. Huerta Amezola, I. S. Pérez García, R. Zambrano Guzmán, & O. J. Matsui Santana. Guadalajara, Jalisco México: Editorial Universitaria.

Huerta Amezola, J. J., Pérez García, I. S., & Carillo Núñez, G. G. (2005). Referencias conceptuales para la enseñanza centrada en el aprendizaje. *Revista de Educación y Desarrollo,* 60-78.

INEGI. (15 de diciembre de 2018). *Datos Nacionales.* Obtenido de Estadísticas a propósito del día del médico (23 de octubre): http://www.beta.inegi.org.mx/contenidos/saladeprensa/aproposito/2014/medico0.pdf

Johnson Spencer, M. (2012). *¿Quién se ha llevado mi queso?* España: Empresa Activa.

MGCS. (15 de abril de 2018). *Modelo de Gestión de Calidad en Salud.* Obtenido de Dirección General de Calidad y Educación en Salud: http://dgces.salud.gob.mx/pnc2017/doctos_consulta/MGCS.pdf

OMS, O. M. (15 de enero de 2019). *Guía Curricular sobre Seguridad del Paciente.* Obtenido de Edición Multiprofesional: https://www.who.int/patientsafety/education/curriculum/curriculum-guide_SP.pdf?ua=1

Patey, R., Flin, R., Cuthberton, B. H., MacDonald, L., Mearns, K., Cleland, J., & Williams, D. (18 de enero de 2019). *Patient safety: helping medical students understand error in healthcare.* Obtenido de BMJ Journals: https://qualitysafety.bmj.com/content/16/4/256.info

PD-CUCS. (16 de octubre de 2019). *Actualización del Plan de Desarrollo del Centro Universitario de Ciencias de la Salud.* Obtenido de Diagnóstico y Prospectiva por Eje Temático: http://www.cucs.udg.mx/pdcucs2014-2030

PID. (2018). *Plan Institucional de Desarrollo 2018-2014.* Guadalajara: Gobierno del Estado de Jalisco.

Saladino, G. A. (2012). *Pensamiento crítico.* Ciudad de México: UNAM.

SiNaCEAM. (15 de enero de 2019). *Sistema Nacional de Certificación de Establecimientos de Atención Médica.* Obtenido de Proceso de Certificación: http://www.csg.gob.mx/contenidos/certificacion/proceso-certificacion.html

SS. (20 de diciembre de 2018c p. 17). *Subsecretaría de Integración y Desarrrollo del Sector Salud.* Obtenido de Dirección General de Calidad y Educación en Salud: http://dgces.salud.gob.mx/pnc2017/doctos_consulta/MGCS.pdf

SS. (01 de enero de 2018a p. 6). *Subsecretaría de Integración y Desarrrollo del Sector Salud.* Obtenido de Dirección General de Calidad y Educación en Salud: http://dgces.salud.gob.mx/pnc2017/doctos_consulta/MGCS.pdf

SS. (03 de enero de 2018b p. 72). *Subsecretaría de Integración y Desarrrollo del Sector Salud.* Obtenido de Dirección General de Calidad y Educación en Salud: http://dgces.salud.gob.mx/pnc2017/doctos_consulta/MGCS.pdf

SurveyMonkey. (28 de enero de 2019). *Calculadora del tamaño de la muestra.* Obtenido de ¿Cómo calcular el tamaño de la muestra?: https://es.surveymonkey.com/mp/sample-size-calculator/

UDG. (2014). *Plan de Desarrollo Institucional 2014-2030.* Guadalajara, Jalisco, México: Pandora S.A. de C.V.

UDG. (2014 p. 58). *Plan de Desarrollo Institucional 2014-2030.* Guadalajara, Jalisco, México: Pandora S.A. de C.V.

UDG-PID. (2019). *Plan Institucional de Desarrollo de la Universidad de Guadalajara.* Obtenido de Docencia y Aprendizaje: http://www.udg.mx/es/PDI

WCCD. (15 de junio de 2017). *Global Cities Registry™ for ISO 37120.* Obtenido de Become Certified: https://www.dataforcities.org/global-cities-registry/

WEF. (S/R de febrero de 2017). *Industry Agenda.* Obtenido de Harnessing Public-Private Cooperation to Deliver the New Urban Agenda: http://www3.weforum.org/docs/WEF_Harnessing_Public-Private_Cooperation_to_Deliver_the_New_Urban_Agenda_2017.pdf

WEF. (12 de marzo de 2018). *Agenda Global.* Obtenido de 5 fascinantes predicciones sobre el futuro de las megaciudades: https://es.weforum.org/agenda/2018/04/5-fascinantes-predicciones-sobre-el-futuro-de-las-megaciudades

WEF. (7 de mayo de 2019). *Global Competitiveness Index 2017-2018. Country/Economy Profiles Home Previous Next.* Obtenido de México: http://reports.weforum.org/global-competitiveness-index-2017-2018/countryeconomy-profiles/#economy=MEX

WEF. (01 de abril de 2019). *World Economic Forum.* Obtenido de Espíritu emprendedor: https://toplink.weforum.org/knowledge/insight/a1Gb0000000LGqtEAG/explore/dimension/a1Gb00000015QYkEAM/summary

OMS. (15 de febrero de 2017a). *Objetivos de Desarrollo Sostenible*. Obtenido de No. 3, Salud y Bienestar: http://www.un.org/sustainabledevelopment/es/health/

República, G. d. (12 de 2 de 2017a). *http://pnd.gob.mx*. Obtenido de Plan de Desarrollo 2013-2018: http://pnd.gob.mx/wp-content/uploads/2013/05/PND.pdf

República, G. d. (12 de marzo de 2017b). *Plan Nacional de Desarrollo 2013-2018*. Obtenido de Programa Sectorial de Salud: http://www.conadic.salud.gob.mx/pdfs/sectorial_salud.pdf

OMS. (15 de febrero de 2017b). *Objetivos de Desarrollo Sostenible*. Obtenido de No. 3, Salud y Bienestar: http://www.un.org/sustainabledevelopment/es/health/

OPS. (09 de septiembre de 2017b, p. 49). *Organización Panamericana de la Salud*. Obtenido de Preparar a la Región de las Américas para alcanzar el Objetivo de Desarrollo Sostenible sobre la salud: http://www.paho.org/mex/index.php?option=com_content&view=article&id=1012:la-ops-participa-activamente-para-apoyar-en-la-implementacion-de-los-ods-&Itemid=499

OPS. (09 de septiembre de 2017c, p. 47-73). *Organización Panamericana de la Salud*. Obtenido de Preparar a la Región de las Américas para alcanzar el Objetivo de Desarrollo Sostenible sobre la salud: http://www.paho.org/mex/index.php?option=com_content&view=article&id=1012:la-ops-participa-activamente-para-apoyar-en-la-implementacion-de-los-ods-&Itemid=499

SS. (11 de enero de 2018, p. 21-35). *Secretaría de Salud*. Obtenido de Plan Nacional de Desarrollo 2013-2018: http://www.conadic.salud.gob.mx/pdfs/sectorial_salud.pdf

Crocker, R., Farfán, P., Huerta, J., Cuevas, L., González, M., López, A., . . . Zambrano, R. (15 de octubre de 2019a). *Modelo Educativo del Centro Universitario de Ciencias de la Salud*. Obtenido de enfoque de competencias laborales a CPI en el CUCS: http://www.cucs.udg.mx/avisos/ModeloEducativo(Agosto27).pdf

Anexos

Anexo No. 1 control Semántico

EMP: Estudiante de medicina de pregrado.

UDG: Universidad de Guadalajara.

MECUCS: Modelo educativo del Centro Universitario de Ciencias de la Salud.

CPI: Modelo de competencias profesionales integradas.

LMCP: Licenciatura en Medico Cirujano y Partero.

ODS: Objetivos de Desarrollo Sostenible.

OPS: Organización Panamericana de la Salud.

U.A: Unidad de Aprendizaje.

ACSS: Administración de la Calidad en los Servicios de Salud.

DSP: Departamento de Salud Pública.

CUCS: Centro Universitario de Ciencias de la Salud.

PID-UDG: Plan Institucional de Desarrollo de la Universidad de Guadalajara.

PID-CUCS: Plan Institucional de Desarrollo del Centro Universitario de Ciencias de la Salud.

PE-MCP: Plan Educativo de Medico Cirujano y Partero.

Anexo No. 2 asignación de protocolo

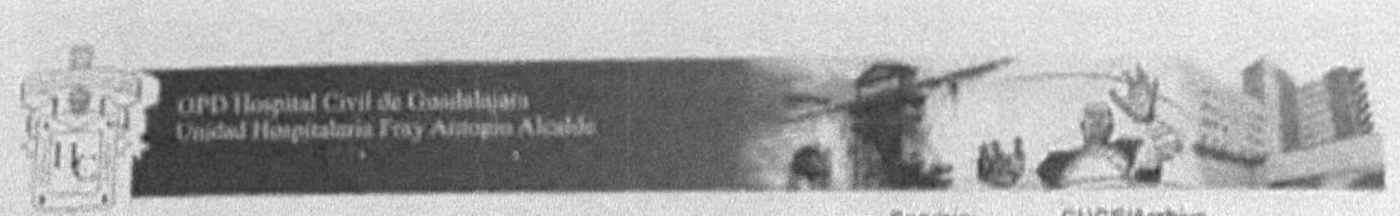

OPD Hospital Civil de Guadalajara
Unidad Hospitalaria Fray Antonio Alcalde

Servicio: CUCS/Archivo
Oficio No.   HCG/CEI-0606/19
Fecha: 10, Julio del 2019

Registro de
Investigación: 057/19

LIC. RIGOBERTO ANTONIO CISNEROS GARCIA
INVESTIGADOR PRINCIPAL
Presente:

Por medio de la presente, me permito comunicarle que el **Comité de Ética en Investigación** del Antiguo Hospital Civil de Guadalajara "Fray Antonio Alcalde", ha revisado y Aprobado el siguiente proyecto de Investigación, no patrocinado titulado:

"Evaluación de funciones de calidad y seguridad en el usuario por estudiantes de medicina de los Hospitales Civiles de Guadalajara durante mayo 2019".
Registro No. 057/19

Este estudio se realizará en el Antiguo Hospital Civil de Guadalajara "Fray Antonio Alcalde"

Sin otro particular por el momento, quedo de usted.

Atentamente
"LA SALUD DEL PUEBLO ES LA SUPREMA LEY"

DR. JUAN LUÍS SOTO MANCILLA
PRESIDENTE DEL COMITÉ DE ÉTICA
EN INVESTIGACIÓN.

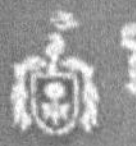

cp. Archivo.
*blfr.

OPD Hospital Civil de Guadalajara Unidad Hospitalaria Fray Antonio Alcalde
Hospital No. 278. Guadalajara, Jalisco, México
C.P. 44280. Tel./Fax: (33) 3614 7748 - 3614 6988 www.hcg.udg.mx

Anexo No. 3 instrumento de evaluación

Evaluación de las funciones de calidad y seguridad

La información aquí recabada será solo para consulta y garantiza el apego a la normatividad vigente en materia de investigación. Cualquier comentario y aclaración es responsabilidad del autor principal.
Rigoberto.cisneros@academicos.udg.mx

*Obligatorio

1. Dirección de correo electrónico *

2. Escuela de procedencia *
   Marca solo un óvalo.
   - ◯ UDG
   - ◯ UAG
   - ◯ ITESO
   - ◯ LAMAR
   - ◯ TEC
   - ◯ Otra

3. ¿Qué carrera Cursas? *

4. ¿Qué semestre cursas? *
   Marca solo un óvalo.
   - ◯ 2 a 3 semestre.
   - ◯ 4 a 6 semestre.
   - ◯ 7 a 8 semestre.
   - ◯ Preinternado.
   - ◯ Internado.
   - ◯ Servicio social
   - ◯ Residencia.
   - ◯ Trabajador HCFAA, HCJIM.
   - ◯ Trabajador publico.
   - ◯ Trabajador privado.

---

5. ¿Cuál es tu edad? *

6. ¿En qué servicio desempeñas tú práctica? *

7. ¿Dónde estas realizando esta encuesta? *
   Marca solo un óvalo.
   - ◯ HCFAA
   - ◯ HCJIM
   - ◯ CUCS
   - ◯ Privado
   - ◯ Publico

8. ¿Qué sexo tienes? *
   Marca solo un óvalo.
   - ◯ Hombre
   - ◯ Mujer

9. ¿Cursaste alguna materia/asignatura sobre administración/calidad/seguridad en los servicios de salud? *
   Marca solo un óvalo.
   - ◯ Sí
   - ◯ No
   - ◯ Tal vez

Su Servicio/Unidad
Por favor, piense en el servicio/unidad donde dedica mayor tiempo.
Por favor, señale con una cruz su respuesta en el círculo correspondiente.

10. ¿El personal centra su atención en la calidad y seguridad del paciente? *
    Marca solo un óvalo.
    - ◯ 1 Muy en desacuerdo
    - ◯ 2 En desacuerdo
    - ◯ 3 Indiferente
    - ◯ 4 De acuerdo
    - ◯ 5 Muy de acuerdo

---

11. ¿Hay suficiente personal para la carga laboral? *
    Marca solo un óvalo.
    - ◯ 1 Muy en desacuerdo
    - ◯ 2 En desacuerdo
    - ◯ 3 Indiferente
    - ◯ 4 De acuerdo
    - ◯ 5 Muy de acuerdo

12. ¿Cuándo tenemos mucho trabajo, colaboramos todos como un equipo para atender de manera integral al paciente? *
    Marca solo un óvalo.
    - ◯ 1 Muy en desacuerdo
    - ◯ 2 En desacuerdo
    - ◯ 3 Indiferente
    - ◯ 4 De acuerdo
    - ◯ 5 Muy de acuerdo

13. ¿Existe un código de ética en la unidad? *
    Marca solo un óvalo.
    - ◯ 1 Muy en desacuerdo
    - ◯ 2 En desacuerdo
    - ◯ 3 Indiferente
    - ◯ 4 De acuerdo
    - ◯ 5 Muy de acuerdo

14. ¿La área dónde te encuentras esta certificada o acreditada? *
    Marca solo un óvalo.
    - ◯ Si.
    - ◯ No.
    - ◯ No lo sé.

15. ¿Conoces el modelo establecido para la calidad y seguridad del paciente del área?
    Marca solo un óvalo.
    - ◯ Sí
    - ◯ No

---

16. ¿Se puede proporcionar la mejor atención al paciente con insumos y material? *
    Marca solo un óvalo.
    - ◯ 1 Muy en desacuerdo
    - ◯ 2 En desacuerdo
    - ◯ 3 Indiferente
    - ◯ 4 De acuerdo
    - ◯ 5 Muy de acuerdo

17. ¿Existen manuales operativos de atención basados en calidad y seguridad? *
    Marca solo un óvalo.
    - ◯ 1 Muy en desacuerdo
    - ◯ 2 En desacuerdo
    - ◯ 3 Indiferente
    - ◯ 4 De acuerdo
    - ◯ 5 Muy de acuerdo.

18. ¿Tenemos actividades dirigidas a mejorar la seguridad del paciente? *
    Marca solo un óvalo.
    - ◯ 1 Muy en desacuerdo
    - ◯ 2 En desacuerdo
    - ◯ 3 Indiferente
    - ◯ 4 De acuerdo
    - ◯ 5 Muy de acuerdo

19. ¿Impacta en la atención que haya demasiados sustitutos o personal temporal? *
    Marca solo un óvalo.
    - ◯ 1 Muy en desacuerdo
    - ◯ 2 En desacuerdo
    - ◯ 3 Indiferente
    - ◯ 4 De acuerdo
    - ◯ 5 Muy de acuerdo

20. ¿Si los compañeros o los superiores se enteran de que has cometido algún error, lo utilizan en tu contra? *
Marca solo un óvalo.

- ( ) 1 Muy en desacuerdo
- ( ) 2 En desacuerdo
- ( ) 3 Indiferente
- ( ) 4 De acuerdo
- ( ) 5 Muy de acuerdo

21. ¿Cuándo se detecta algún fallo en la atención al paciente se llevan a cabo las medidas apropiadas para evitar que ocurra de nuevo? *
Marca solo un óvalo.

- ( ) 1 Muy en desacuerdo
- ( ) 2 En desacuerdo
- ( ) 3 Indiferente
- ( ) 4 De acuerdo
- ( ) 5 Muy de acuerdo

22. ¿No se producen más fallos por casualidad? *
Marca solo un óvalo.

- ( ) 1 Muy en desacuerdo
- ( ) 2 En desacuerdo
- ( ) 3 Indiferente
- ( ) 4 De acuerdo
- ( ) 5 Muy de acuerdo

23. ¿Cuándo alguien está sobrecargado de trabajo, suele encontrar ayuda en los compañeros? *
Marca solo un óvalo.

- ( ) 1 Muy en desacuerdo
- ( ) 2 En desacuerdo
- ( ) 3 Indiferente
- ( ) 4 De acuerdo
- ( ) 5 Muy de acuerdo

24. ¿Cuándo se detecta algún fallo, antes de buscar la causa, buscan un "culpable"? *
Marca solo un óvalo.

- ( ) 1 Muy en desacuerdo
- ( ) 2 En desacuerdo
- ( ) 3 Indiferente
- ( ) 4 De acuerdo
- ( ) 5 Muy de acuerdo

25. ¿Los cambios qué hacemos para mejorar la seguridad del paciente se evalúan para comprobar su efectividad? *
Marca solo un óvalo.

- ( ) 1 Muy en desacuerdo
- ( ) 2 En desacuerdo
- ( ) 3 Indiferente
- ( ) 4 De acuerdo
- ( ) 5 Muy de acuerdo

26. ¿Trabajamos bajo presión para realizar demasiadas actividades deprisa? *
Marca solo un óvalo.

- ( ) 1 Muy en desacuerdo
- ( ) 2 En desacuerdo
- ( ) 3 Indiferente
- ( ) 4 De acuerdo
- ( ) 5 Muy de acuerdo

27. ¿Nunca se aumenta el ritmo de trabajo si eso implica disminuir la seguridad del paciente? *
Marca solo un óvalo.

- ( ) 1 Muy en desacuerdo
- ( ) 2 En desacuerdo
- ( ) 3 Indiferente
- ( ) 4 De acuerdo
- ( ) 5 Muy de acuerdo

28. ¿Cuándo se comete un error, el personal teme que eso quede en su expediente? *
Marca solo un óvalo.

- ( ) 1 Muy en desacuerdo
- ( ) 2 En desacuerdo
- ( ) 3 Indiferente
- ( ) 4 De acuerdo
- ( ) 5 Muy de acuerdo

29. ¿En esta unidad hay problemas relacionados con la "seguridad del paciente"? *
Marca solo un óvalo.

- ( ) 1 Muy en desacuerdo
- ( ) 2 En desacuerdo
- ( ) 3 Indiferente
- ( ) 4 De acuerdo
- ( ) 5 Muy de acuerdo

30. ¿Nuestros procedimientos y medios de trabajo son buenos para evitar errores en la asistencia? *
Marca solo un óvalo.

- ( ) 1 Muy en desacuerdo
- ( ) 2 En desacuerdo
- ( ) 3 Indiferente
- ( ) 4 De acuerdo
- ( ) 5 Muy de acuerdo

31. ¿Existen procesos para evitar riesgos en la seguridad del paciente? *
Marca solo un óvalo.

- ( ) 1 Muy en desacuerdo
- ( ) 2 En desacuerdo
- ( ) 3 Indiferente
- ( ) 4 De acuerdo
- ( ) 5 Muy de acuerdo

32. ¿Toman en cuenta las sugerencias que le hace el personal para mejorar la seguridad del paciente? *
Marca solo un óvalo.

- ( ) 1 Muy en desacuerdo
- ( ) 2 En desacuerdo
- ( ) 3 Indiferente
- ( ) 4 De acuerdo
- ( ) 5 Muy de acuerdo

33. ¿Cuándo aumenta el trabajo, mi superior pretende que trabajemos más rápido, aunque se pueda poner en riesgo la seguridad del paciente? *
Marca solo un óvalo.

- ( ) 1 Muy en desacuerdo
- ( ) 2 En desacuerdo
- ( ) 3 Indiferente
- ( ) 4 De acuerdo
- ( ) 5 Muy de acuerdo

34. ¿Mi superior pasa por alto los problemas de seguridad del paciente que ocurren habitualmente? *
Marca solo un óvalo.

- ( ) 1 Muy en desacuerdo
- ( ) 2 En desacuerdo
- ( ) 3 Indiferente
- ( ) 4 De acuerdo
- ( ) 5 Muy de acuerdo

Del hospital

Indique, por favor, su grado de acuerdo con las siguientes afirmaciones referidas a su hospital

35. ¿Existe un clima laboral que favorece la calidad y seguridad del paciente? *
Marca solo un óvalo.

- ( ) 1 Muy en desacuerdo
- ( ) 2 En desacuerdo
- ( ) 3 Indiferente
- ( ) 4 De acuerdo
- ( ) 5 Muy de acuerdo

36. **¿Las diferentes unidades del hospital cuentan con estándares de calidad y seguridad?** *
Marca solo un óvalo.

- 1 Muy en desacuerdo
- 2 En desacuerdo
- 3 Indiferente
- 4 De acuerdo
- 5 Muy de acuerdo

37. **¿Existen protocolos de traslado de información entre una unidad/servicio a otra que garanticen el correcto traslado de la misma?** *
Marca solo un óvalo.

- 1 Muy en desacuerdo
- 2 En desacuerdo
- 3 Indiferente
- 4 De acuerdo
- 5 Muy de acuerdo

38. **¿Hay una buena cooperación entre las unidades/servicios que tienen que trabajar conjuntamente?** *
Marca solo un óvalo.

- 1 Muy en desacuerdo
- 2 En desacuerdo
- 3 Indiferente
- 4 De acuerdo
- 5 Muy de acuerdo

39. **¿En los cambios de turno se pierde con frecuencia información importante sobre la atención que ha recibido el paciente?** *
Marca solo un óvalo.

- 1 Muy en desacuerdo
- 2 En desacuerdo
- 3 Indiferente
- 4 De acuerdo
- 5 Muy de acuerdo

40. **¿Suele resultar incómodo tener que trabajar con personal de otros servicios/unidades sin tener la experiencia afín?** *
Marca solo un óvalo.

- 1 Muy en desacuerdo
- 2 En desacuerdo
- 3 Indiferente
- 4 De acuerdo
- 5 Muy de acuerdo

41. **¿El intercambio de información entre los diferentes servicios es habitualmente problemático?** *
Marca solo un óvalo.

- 1 Muy en desacuerdo
- 2 En desacuerdo
- 3 Indiferente
- 4 De acuerdo
- 5 Muy de acuerdo

42. **¿El servicio muestra con hechos que la calidad y seguridad del paciente es una de sus prioridades?** *
Marca solo un óvalo.

- 1 Muy en desacuerdo
- 2 En desacuerdo
- 3 Indiferente
- 4 De acuerdo
- 5 Muy de acuerdo

43. **¿El hospital sólo parece interesarse por la seguridad del paciente cuando ya ha ocurrido algún suceso adverso en un paciente?** *
Marca solo un óvalo.

- 1 Muy en desacuerdo
- 2 En desacuerdo
- 3 Indiferente
- 4 De acuerdo
- 5 Muy de acuerdo

44. **¿Los servicios/unidades trabajan de forma coordinada entre sí para brindar calidad y seguridad al usuario?** *
Marca solo un óvalo.

- 1 Muy en desacuerdo
- 2 En desacuerdo
- 3 Indiferente
- 4 De acuerdo
- 5 Muy de acuerdo

45. **¿Surgen problemas en la atención de los pacientes como consecuencia de los cambios de turno?** *
Marca solo un óvalo.

- 1 Muy en desacuerdo
- 2 En desacuerdo
- 3 Indiferente
- 4 De acuerdo
- 5 Muy de acuerdo

Comunicación en su Servicio/Unidad

Con qué frecuencia ocurren las siguientes circunstancias en su servicio/unidad de trabajo

46. **¿Cuándo notificamos algún incidente, nos informan sobre qué tipo de actuaciones se han llevado a cabo?** *
Marca solo un óvalo.

- 1 NUNCA
- 2 CASI NUNCA
- 3 A VECES
- 4 CASI SIEMPRE
- 5 SIEMPRE

47. **¿Cuándo el personal ve algo que puede afectar negativamente a la atención que recibe el paciente, habla de ello con total libertad?** *
Marca solo un óvalo.

- 1 NUNCA
- 2 CASI NUNCA
- 3 A VECES
- 4 CASI SIEMPRE
- 5 SIEMPRE

48. **¿Se informa de los errores que ocurren?** *
Marca solo un óvalo.

- 1 NUNCA
- 2 CASI NUNCA
- 3 A VECES
- 4 CASI SIEMPRE
- 5 SIEMPRE

49. **¿El personal puede cuestionar con total libertad las decisiones o acciones de sus superiores?** *
Marca solo un óvalo.

- 1 NUNCA
- 2 CASI NUNCA
- 3 A VECES
- 4 CASI SIEMPRE
- 5 SIEMPRE

50. **¿En mi servicio/unidad discutimos de qué manera se puede evitar que un error vuelva a ocurrir para garantizar la calidad y seguridad del usuario?** *
Marca solo un óvalo.

- 1 NUNCA
- 2 CASI NUNCA
- 3 A VECES
- 4 CASI SIEMPRE
- 5 SIEMPRE

51. **¿El personal teme hacer preguntas sobre lo que parece que se ha hecho de forma incorrecta?** *
Marca solo un óvalo.

- 1 NUNCA
- 2 CASI NUNCA
- 3 A VECES
- 4 CASI SIEMPRE
- 5 SIEMPRE

52. ¿Se notifican los errores que son descubiertos y corregidos antes de afectar al paciente? *

Marca solo un óvalo

- 1 NUNCA
- 2 CASI NUNCA
- 3 A VECES
- 4 CASI SIEMPRE
- 5 SIEMPRE

53. ¿Se notifican los errores que previsiblemente no van a dañar al paciente? *

Marca solo un óvalo

- 1 NUNCA
- 2 CASI NUNCA
- 3 A VECES
- 4 CASI SIEMPRE
- 5 SIEMPRE

Sección D: Información complementaria

54. Califique, por favor, de cero a diez el grado de calidad y seguridad del paciente en su servicio/unidad.

Marca solo un óvalo

	0	1	2	3	4	5	6	7	8	9	10	
MÍNIMA SEGURIDAD	◯	◯	◯	◯	◯	◯	◯	◯	◯	◯	◯	MÁXIMA SEGURIDAD

55. ¿Cuántas horas por semana trabaja habitualmente en este hospital?

56. Durante el último año ¿Cuántos incidentes has cometido y notificado por escrito? *

57. ¿Tiene algún comentario adicional sobre la seguridad del paciente, equivocaciones, errores o notificación de incidentes en su hospital, que no se hayan tratado en el cuestionario y que considere de interés?

Información adicional sobre su Servicio/Unidad

58. Cuándo se recibe verbalmente órdenes sobre tratamientos, cuidados o procedimientos a realizar, el personal que las recibe repite en voz alta la orden recibida a quien la emite, para asegurarse que ha sido bien comprendida. *

Marca solo un óvalo.

- 1 NUNCA
- 2 CASI NUNCA
- 3 A VECES
- 4 CASI SIEMPRE
- 5 SIEMPRE

59. ¿Se elaboran informes o resúmenes de historias clínicas de memoria, sin tener delante toda la documentación (análisis, informes radiológicos, medicación administrada, etc)? *

Marca solo un óvalo.

- 1 NUNCA
- 2 CASI NUNCA
- 3 A VECES
- 4 CASI SIEMPRE
- 5 SIEMPRE

60. ¿Cuándo se reciben verbalmente órdenes sobre tratamientos, cuidados o procedimientos a realizar, el personal que las recibe las anota en el documento clínico que corresponde? *

Marca solo un óvalo.

- 1 NUNCA
- 2 CASI NUNCA
- 3 A VECES
- 4 CASI SIEMPRE
- 5 SIEMPRE

61. ¿Antes de realizar una nueva prescripción se revisa el listado de medicamentos que está tomando el paciente? *

Marca solo un óvalo.

- 1 NUNCA
- 2 CASI NUNCA
- 3 A VECES
- 4 CASI SIEMPRE
- 5 SIEMPRE

62. ¿Cualquier información que afecte al diagnóstico del paciente es comunicada de forma clara y rápida a todos los profesionales implicados en la atención de ese paciente? *

Marca solo un óvalo.

- 1 NUNCA
- 2 CASI NUNCA
- 3 A VECES
- 4 CASI SIEMPRE
- 5 SIEMPRE

63. Antes de que firme el consentimiento informado, se pide al paciente o a su representante que repita lo que ha entendido de las explicaciones recibidas sobre posibles riesgos y complicaciones de la intervención, exploración o tratamiento implicado. *

Marca solo un óvalo.

- 1 NUNCA
- 2 CASI NUNCA
- 3 A VECES
- 4 CASI SIEMPRE
- 5 SIEMPRE

64. ¿Aplicas los principios, teorías, métodos y estrategias de la administración y la calidad en los servicios de salud? *

Marca solo un óvalo.

- Sí
- No

65. ¿Desarrollas herramientas para el análisis y reflexión de modelos y métodos administrativos aplicables a la mejora de la calidad de los servicios de salud?

Marca solo un óvalo.

- Sí
- No
- Tal vez

66. ¿Identificas y comprendes los principios y paradigmas básicos de la administración y calidad en los servicios de salud? *

Marca solo un óvalo.

- Sí
- No
- No lo sé.

67. ¿Agrupas contenidos que fortalecen la adquisición de conocimientos y técnicas para el desarrollo administrativo y de calidad de los servicios de salud? *

Marca solo un óvalo.

- Sí
- No

68. ¿Desarrolla una actitud reflexiva y crítica hacia el conocimiento y práctica en la mejora de la calidad de los servicios de salud? *

Marca solo un óvalo.

- Sí
- No

69. ¿Demuestra la capacidad de trabajo en equipo a través de la interacción, liderazgo y comunicación eficaz y asertiva? *

Marca solo un óvalo.

- Sí
- No

- Recibir una copia de mis respuestas

Con la tecnología de

Google Forms

Anexo 4 Consejo Mexicano para la Acreditación de la Educación Médica A.C.

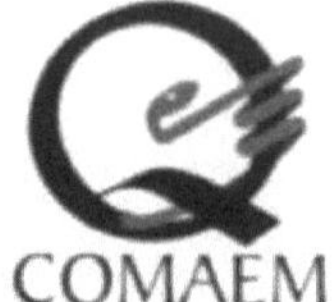

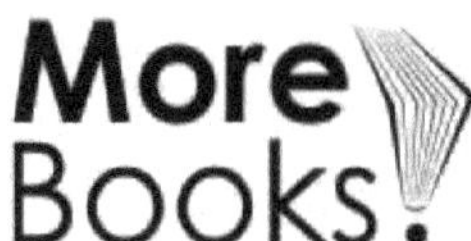

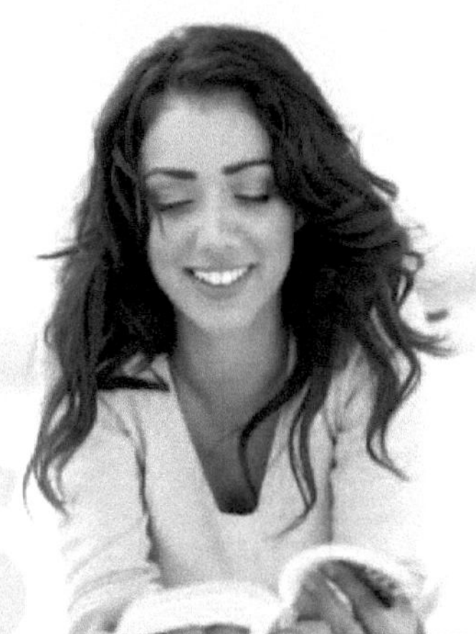

I want morebooks!

Buy your books fast and straightforward online - at one of world's fastest growing online book stores! Environmentally sound due to Print-on-Demand technologies.

Buy your books online at
www.morebooks.shop

¡Compre sus libros rápido y directo en internet, en una de las librerías en línea con mayor crecimiento en el mundo! Producción que protege el medio ambiente a través de las tecnologías de impresión bajo demanda.

Compre sus libros online en
www.morebooks.shop

KS OmniScriptum Publishing
Brivibas gatve 197
LV-1039 Riga, Latvia
Telefax: +371 686 204 55

info@omniscriptum.com
www.omniscriptum.com

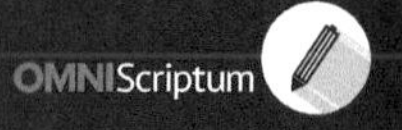

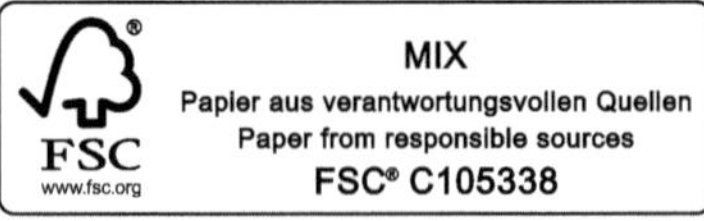

Printed by Books on Demand GmbH, Norderstedt / Germany